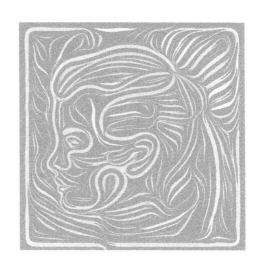

创伤后应激障碍青少年的注意加工

杨海波 ◎著

科学出版社

北京

内 容 简 介

本书探讨了创伤后应激障碍青少年的注意加工，按内在逻辑可分为三个部分。第一部分聚焦青少年创伤后应激障碍的结构模型，探讨了我国文化背景下青少年创伤后应激症状的结构以及这些症状与其他病症之间的关系；第二部分聚焦创伤后应激障碍青少年的注意偏向，采用多种方法，从多个角度探讨创伤后应激障碍青少年注意偏向的行为特点、空间注视模式和脑电生理变化规律；第三部分聚焦创伤后应激障碍青少年注意偏向的干预，从价值和奖赏训练角度探讨创伤后应激障碍青少年注意偏向的干预方法。

本书适合心理学、公共卫生、精神医学、危机干预等领域的科研工作者、研究生和本科生阅读及参考，也可供中小学教师及家长参考。

图书在版编目（CIP）数据

创伤后应激障碍青少年的注意加工/杨海波著. —北京：科学出版社，2022.10
ISBN 978-7-03-073445-7

Ⅰ. ①创… Ⅱ. ①杨… Ⅲ. ①青少年-创伤-心理应激-精神障碍-防治 Ⅳ. ①R641②R749

中国版本图书馆 CIP 数据核字（2022）第 191287 号

责任编辑：孙文影 高丽丽 / 责任校对：杨 然
责任印制：李 彤 / 封面设计：润一文化

科学出版社 出版
北京东黄城根北街 16 号
邮政编码：100717
http://www.sciencep.com

北京建宏印刷有限公司 印刷
科学出版社发行 各地新华书店经销
*

2022 年 10 月第 一 版　开本：720×1000　1/16
2022 年 10 月第一次印刷　印张：11 1/2
字数：210 000

定价：89.00 元
（如有印装质量问题，我社负责调换）

前　言

2008年5月12日，我国突发汶川地震。全国人民以各种方式积极参与抗震救灾工作，心理学工作者责无旁贷地投入到震后灾区民众的心理健康援助工作中，我也参与到抗震救灾工作中。根据工作要求，结合专业训练背景，我和几位同行被安排到震后灾区为儿童青少年进行心理健康服务工作。为了更好地开展工作，我们就和这些孩子吃住在同一个地方。起初，这些孩子不愿与我们过多地交流，随着相处时间的增加，孩子开始与我们分享他们每天的欢乐，也讲述他们藏在内心的痛苦。如今，十几年过去了，我仍然能清晰地想起那些孩子饱含泪水的明亮的大眼睛。

那段时间的经历，给我的思想认识带来很大的冲击和改变。我觉得作为一名心理学工作者，应该将自己的研究方向与当下社会需求紧密结合在一起。于是，我就转变自己的研究方向，开始关注震后灾区儿童青少年的心理健康，尤其是关注经历过创伤事件的儿童青少年的认知发展与心理健康的关系。自2009年起的随后十年时间里，我几乎每年都要在震后灾区待一段时间，开展心理健康服务，进行心理健康调查，将自己充分融入当地民众之中，感受他们的喜怒哀乐。在这个过程中，我也得到了成长，主持了三项相关课题，实现了社会服务与科学研究的相辅相成和有机融合。

创伤后应激障碍青少年的注意加工

创伤后应激障碍是指个体暴露于异乎寻常的威胁性或灾难性应激事件后出现的一种持续性的严重心理疾患。对于创伤后应激障碍个体而言，由创伤事件导致的创伤性再体验、回避和麻木、高警觉性等症状长期存在，这对他们的认知、情绪和行为产生影响，从而形成独特的异常反应模式，这种异常反应模式会进一步激发或/和维持个体的创伤后应激症状。

创伤后应激障碍的信息加工模型认为，创伤后应激障碍个体存在明显的认知加工偏向，他们的一些常见症状（如恐惧、焦虑）是由不同类型的认知加工偏向引起的。创伤后应激障碍个体更有可能注意自己所处环境中的创伤信息或威胁刺激（注意偏向），更容易回忆起创伤信息或威胁信息（记忆偏向），更容易将环境中的中性刺激或模糊刺激理解为威胁刺激（解释偏向）。注意加工是认知加工的早期阶段，个体在注意阶段的信息加工模式会直接影响随后的记忆、决策、情绪和行为意向等。因此，本书聚焦于创伤后应激障碍青少年的注意加工，从多个角度全面了解创伤后应激障碍青少年注意加工的表现、规律和内在机制。

本书是对我和团队其他成员过去十年里在创伤后应激障碍领域研究工作的一个总结。本书共8章，按照内在逻辑分为三大部分。第一部分是青少年创伤后应激障碍的结构模型，包括第一章和第二章，主要探讨了我国文化背景下青少年创伤后应激症状的结构，以及这些症状与其他病症之间的关系。第二部分是创伤后应激障碍青少年的注意加工，包括第三章至第六章，主要是从多角度、采用多种方法探讨创伤后应激障碍青少年注意加工的特点、规律和机制。第三部分是创伤后应激障碍青少年注意偏向的干预，包括第七章和第八章，主要是从价值和奖赏训练角度探讨创伤后应激障碍青少年注意偏向的干预机制和方法。

在这里要特别感谢我的导师、天津师范大学心理学科的创始人沈德立先生。沈先生虽然已经离开了我们，但是他奉行的"人以德立"的做人原则、坚守的"爱国、尊师、勤奋、认真"治学精神一直指引着我们后辈人前行。还要感谢我的另一位导师白学军教授。白老师平易近人、治学严谨、思维敏捷，总是能在关键时刻给予我醍醐灌顶的启发和指导。同时，还要感谢我的博士后合作导师中国科学院心理研究所王力研究员。王老师思维活跃、高瞻远瞩、勤奋严谨，每次和王老师讨论问题，都能使我的认识得到更高层面的提升。本书研究开展过程中，得到了四川省德阳市第一人民医院刘平主任及其团队的大力支持，也得到了中国科学院心理研究所曹成琦博士、方若蛟博士的无私帮助，在此一并表示感谢。本书撰写过程中，我的硕士研究生赵欣、汪洋、张毅、张磊、郭雅雯、李笑参与了部分文字整理工作，在这里一并表示感谢。另外，还要特别感谢科学出版社的孙文影博士、高丽丽编辑，正是她们的认真负责、严谨高效，才使本书能够得以顺利出版。最后，要感谢我的家人，正是家人的默默付出和坚定支持，才使我有了绵绵不断的力量在科研道路上继续前进。

本书在撰写过程中参考了国内外大量的文献资料，吸取了很多优秀学者的学术思想，引用了很多优秀研究人员的科研成果，在此一并向各位专家和作者致以诚挚的谢意！

由于本人学识有限，书中难免有疏漏和不足，恳请各位专家和读者批评指正。

杨海波
2022 年 3 月

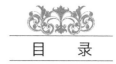

目　录

前言

第一部分　青少年创伤后应激障碍的结构模型

第一章　青少年创伤后应激障碍的结构模型 / 3

第一节　创伤后应激障碍的因子结构 / 3

第二节　青少年创伤后应激障碍的模型结构 / 8

第三节　青少年创伤后应激障碍模型的特征 / 13

第二章　青少年创伤后应激障碍症状与焦虑和抑郁的关系 / 17

第一节　创伤后应激障碍与焦虑和抑郁的共病特征 / 17

第二节　创伤后应激障碍青少年的焦虑和抑郁特征 / 19

第三节　青少年创伤后应激障碍症状与焦虑和抑郁的关系特征 / 22

第二部分　创伤后应激障碍青少年的注意偏向

第三章　创伤后应激障碍与注意偏向 / 27

第一节　创伤后应激障碍与认知加工 / 27

第二节　注意偏向概述 / 32

第三节　创伤后应激障碍青少年的注意偏向 / 43

第四章　创伤后应激障碍少年对创伤信息注意偏向的行为特征 / 48

第一节　创伤后应激障碍患者的注意偏向 / 48

第二节　创伤后应激障碍青少年对创伤信息注意偏向的行为表现 / 50

第三节　创伤后应激障碍青少年对创伤信息注意偏向的眼动特征 / 54

第四节　创伤后应激障碍青少年对创伤信息注意偏向的视空模式 / 58

第五章　创伤后应激障碍青少年对创伤信息注意偏向的电生理特征 / 71

第一节　创伤后应激障碍个体注意偏向的电生理特点 / 71

第二节　创伤后应激障碍青少年对创伤场景注意偏向的电生理研究 / 73

第三节　创伤后应激障碍青少年对创伤词汇注意偏向的电生理特征 / 82

第四节　创伤后应激障碍青少年对创伤信息注意偏向的机制 / 87

第六章　创伤后应激障碍青少年执行功能缺陷的情绪特异性 / 94

第一节　创伤后应激障碍患者的执行功能 / 94

第二节　创伤后应激障碍青少年对非情绪性信息的激活与抑制 / 98

第三节　创伤后应激障碍青少年对情绪信息的激活与抑制 / 101

第四节　震后创伤后应激障碍青少年执行功能缺陷的情绪特异性 / 106

第三部分　创伤后应激障碍青少年注意偏向的干预

第七章　价值驱动注意捕获的学习机制 / 111

第一节　价值驱动注意捕获概述 / 111

第二节　价值驱动注意捕获的形成 / 119

第三节　价值驱动注意捕获的认知机制 / 122

第八章　价值训练对创伤后应激障碍青少年注意捕获的调节 / 130

第一节　奖赏训练与注意捕获 / 130

第二节　创伤后应激障碍青少年价值驱动注意捕获的特点 / 132

第三节　奖赏训练对创伤后应激障碍青少年注意捕获的影响 / 137

第四节　奖赏训练影响创伤后应激障碍青少年注意捕获的电生理研究 / 142

第五节　奖赏训练调节创伤后应激障碍青少年的注意捕获过程 / 147

参考文献 / 149

第一部分
青少年创伤后应激障碍的结构模型

Attention Processing in Adolescents with
Post-traumatic Stress Disorder
创伤后应激障碍
青少年的注意加工

第一章
青少年创伤后应激障碍的结构模型

第一节 创伤后应激障碍的因子结构

一、创伤后应激障碍的含义

在美国精神病学会（American Psychiatric Association，APA）2013 年出版的《精神障碍诊断与统计手册（第五版）》(*Diagnostic and Statistical Manual of Mental Disorders Fifth Edition*，DSM-5）中，创伤后应激障碍（post-traumatic stress disorder，PTSD）被描述为一种与创伤和压力源相关的精神障碍（Wang et al.，2017），是指个体暴露于异乎寻常的威胁性或灾难应激事件（如自然灾害，战争，严重的事故目睹他人死亡，成为恐怖活动、强奸或其他犯罪的受害者或目击者）后，出现的一种持续且严重的心理疾患（American Psychiatric Association，2013）。

一项由世界卫生组织在 24 个国家中开展的调查显示，一般民众中的 PTSD 流行率为 3.9%，创伤暴露群体中的 PTSD 流行率为 5.6%（Koenen et al.，2017）。另有研究发现，PTSD 在女性群体中的发病率为男性的两倍（Lai et al.，2004；Wang et al.，2010）。作为一种复杂的心理疾患，PTSD 会对患者的心理产生严重的影响，导致患者遭受广泛的精神痛苦，产生功能障碍，并降低患者与健康相关的生活质量（Olatunji et al.，2007；Schnurr et al.，2009；Wang et al.，2012）。同时，PTSD 及创伤后应激障碍症状（post-traumatic stress disorder symptoms，PTSS）与创伤暴露个体的躯体健康存在相关关系

（McFarlane, 2010; Pacella et al., 2013）。

PTSD 患病率不仅受地域影响，而且不同的应激事件导致的 PTSD 患病率也不相同。有研究结果表明，交通事故后，无论受伤与否，大约有 25% 的儿童会患 PTSD（Lamberg, 2001）；而不管有没有受伤，遭受过虐待的儿童在成年后有 10%~55% 会患 PTSD。另外，对海啸中幸存的 523 个青少年的调查表明，急性 PTSD 的发生率为 70.7%（John et al., 2007）。在洪灾 4 个月和 6 个月后，洪灾受害者的 PTSD 患病率分别为 22% 和 16%（North et al., 2004）。波及较广、危害较大的自然灾害中的地震引发的 PTSD 患病率差别较大，相关研究显示，在美国加利福尼亚州的 6.7 级地震中，受灾人群的 PTSD 患病率为 13%（McMillen et al., 2000）。在土耳其 7.4 级地震后 1~2 个月，对灾区的 160 名儿童的问卷和访谈表明，有 96 名儿童可能患有 PTSD，患病率接近 60%（Aysel & Kathryn, 2009）。在中国台湾 1999 年的 7.3 级大地震 2 年以后，研究者对受灾群众进行了心理评估，表明 PTSD 患病率为 20.9%（Chen et al., 2007）。5·12 汶川地震后，国内学者对汶川地震后的 PTSD 患病率开展了系列研究（Liu et al., 2014）。研究针对的人群和施测时间、地点不同，所得的结果也有所差异。周波等（2009）在地震发生 3 个月后对北川地区的 140 位受灾群众的调查发现，PTSD 的发生率为 61.4%。陶炯等（2009）在震后 6 个月，使用儿童创伤后应激障碍自评量表、儿童焦虑性情绪筛查量表和儿童抑郁障碍自评量表对都江堰地区的 1925 名中学生进行的调查显示，PTSD 的发生率为 15.9%，焦虑症状的发生率为 40.8%，抑郁症状的发生率为 24.4%。其中，PTSD 与焦虑症状的共病率为 13.6%，PTSD 与抑郁症状的共病率为 8.5%，PTSD 与抑郁、焦虑症状的共病率为 8.1%。李洋等（2014）对 19 篇关于对震后儿童及青少年 PTSD 发生情况的文献进行了 Meta 分析，涉及的样本量为 22 159 例，检测出 PTSD 的为 5627 例，儿童及青少年地震 PTSD 合并患病率为 30.20%。另有研究者对 56 篇关于震后 PTSD 的文献进行了分析，共涉及 17 706 个个案，PTSD 的检出率为 23.66%（Dai et al., 2016）。

二、创伤后应激障碍的模型研究进展

1994 年 DSM-4 发布以来，PTSD 症状的三维概念因缺乏充分的实证支持而备受批评。大量的验证性因素分析（confirmatory factor analysis，CFA）研究证明了两种四维模型更优于 DSM-4 的三维模型（Armour，2015；Elhai & Palmieri，2011）。四维模型包括情感麻木模型（King et al.，1998）和精神痛苦模型（Simms et al.，2002）。这两种模型之间的主要差异在于 PTSD 的 D1~D3 症状的归属（即睡眠问题、易激惹以及注意力问题）。通过指定这 3 种症状代表精神痛苦性唤起因素，伊尔海和帕尔米耶里（Elhai & Palmieri，2011）提出了由闯入、回避、情感麻木、精神痛苦性唤起、焦虑性唤起等因子组成的精神痛苦性唤起的五维模型，在 CFA 文献中，人们发现对于暴露于各种创伤压力源的成人和青少年而言，比起其他替代模型，该模型可以提供更好的拟合（Armour，2015；Armour et al.，2016b）。

目前，DSM-5 的四维解决方案通常类似于金等（King et al.，1998）提出的情感麻木模型，补充并修正了负性情绪和外化行为症状。自 DSM-5 发布以来，针对 DSM-5 的 PTSD 潜在结构，已积累了许多 CFA 研究。早期的 CFA 研究主要集中在基于 DSM-4 的模型上，包括 DSM-5 模型、DSM-5 精神痛苦模型和 DSM-5 精神痛苦性唤起模型。结果表明，DSM-5 模型得到了一些研究的支持；DSM-5 精神痛苦模型得到了另一些研究的支持；但 DSM-5 精神痛苦性唤起模型显著优于前两种四维模型，这与先前针对 DSM-4 的 PTSD 症状的研究结果相同（Armour，2015；Armour et al.，2016b；Wang et al.，2015）。

在精神痛苦性唤起模型的基础上，研究者发展出了两个基于理论和实证提出的六维模型，用来表示 DSM-5 的 PTSD 症状的潜在结构，即快感缺失模型（Liu et al.，2014）和外化行为模型（Tsai et al.，2015）。快感缺失模型是将当前认知和情绪的负性改变这类症状分解为由 PTSD 的 D1~D4 症状代表的负性情绪因素和由 PTSD 的 D5~D7 症状代表的快感缺失（即正性情绪减少）因素，因此该模型包括闯入、回避、负性情绪、快感缺失、焦虑性唤起以及精神痛苦性唤起因素。先前的实证和理论研究表明，负性情绪和快感缺失之间存在差异，是由于负性情绪和正性情绪是两个彼此独立的结构（Cuthbert，2014；Cuthbert & Kozak，2013；Watson，2009；Watson et al.，2011）。外化行为模型将 PTSD 的 E1~E2 症状（即易激惹或愤怒行为和鲁莽或自毁行为）从觉醒和反应性改变这类症状中分离出来，形成独立的外化行为因素，因此该模型包括闯入、回避、认知和情绪的负性改变、外化行为、焦虑性唤起以及精神痛苦性唤起因素。该模型是在先前实证和理论研究的基础上建立的。先前的研究结果表明，E1～E2 症状是典型的外化行为，代表了在调节情绪和控制冲动上存在困难（Friedman，2013），所以基本上可以与其他 PTSD 症状区分开（Tsai et al.，2015）。与其他基于 DSM-4 的模型相比，在中国地震幸存者的流行病学样本中（Liu et al.，2014）和在美国退伍军人的代表性样本中（Tsai et al.，2015），快感缺失模型和外化行为模型提供了更好的拟合。

阿穆尔等（Armour et al.，2015）提出了包括 7 个维度的混合模型，该模型结合了快感缺失模型和外化行为模型的重要元素。混合模型由闯入、回避、负性情绪、快感缺失、外化行为、焦虑性唤起以及精神痛苦性唤起因素组成，且在对美国退伍军人的代表性样本和创伤暴露大学生样本的研究中发现，该模型显著优于基于 DSM-44 的模型和两个六维模型（Armour et al.，2015）。随后，许多以暴露于各种创伤的成人（Armour et al.，2016a；Ashbaugh et al.，2016；Bovin et al.，2016；Carragher et al.，2016；Frankfurt et al.，2016；Mordeno et al.，2017；Mordeno et al.，2016；Seligowski & Orcutt，2016）和青少年（Cao et al.，2017b；Liu et al.，2016；Wang et al.，2015；Yang et al.，2017）为样本的 CFA 研究都为新提出的混合模型提供了实证支持。此外，许多研究表明，七种 PTSD 因素与精神病理学变量存在差异相关（Armour et al.，2016a；Cao et al.，2017b；Liu et al.，2016；Mordeno et al.，2016；Pietrzak et al.，2015；Seligowski & Orcutt，2016；Yang et al.，2017），这为混合模型的外部效度提供了实证支持。

尽管有很多有前景的发现，但仍要指出的是，针对 DSM-5 的 PTSD 症状的新改进模型的现有研究主要是采用横断设计。考虑到 PTSD 症状的潜在结构可能会受到创伤暴露的评估时间的影响（Krause et al.，2007；Meis et al.，2011），需要进一步使用纵向数据来测试模型。据我们所知，目前只有一项研究（Keane et al.，2014）探究了 DSM-5 的 PTSD 症状潜在结构的时间稳定性。然而，该研究只评估了 DSM-5 提出的四维模型的纵向不变性。测量 PTSD 观察分数的变化通常用于监测治疗结果和绘制 PTSD 症状的发展轨迹。建立纵向不变性有助于阐明观察到的 PTSD 分数差异是否准确反映了时间变化，即 PTSD 症状严重程度相对于潜在 PTSD 结构的时间变化，而不是由测量误差引起的（Keane et al.，2014；Krause et al.，2007）。本次研究首先使用从创伤暴露的青少年样本中收集到的双波纵向数据测试 DSM-5 的 PTSD 症状的竞争模型，然后使用 CFA 不变性测试评估最佳拟合模型的时间稳定性。通过了解关于 DSM-5 的 PTSD 症状的 CFA 文献提到的最新进展，在本次研究中，我们选择只测试 4 种竞争模型，即 DSM-5 四维模型、六维外化行为模型、六维快感缺失模型和混合模型，其症状映射见表 1-1。

表 1-1 验证性因素分析的症状映射

PTSD 症状	模型 1：DSM-5 四维模型	模型 2：六维外化行为模型	模型 3：六维快感缺失模型	模型 4：混合模型
B1. 闯入性思维	In	In	In	In
B2. 噩梦	In	In	In	In
B3. 闪回	In	In	In	In
B4. 情绪反应	In	In	In	In
B5. 生理反应	In	In	In	In
C1. 回避创伤相关的思想等	Av	Av	Av	Av
C2. 回避可以提示创伤的线索	Av	Av	Av	Av
D1. 创伤相关遗忘	NACM	NACM	NA	NA
D2. 负性信念	NACM	NACM	NA	NA
D3. 歪曲责备	NACM	NACM	NA	NA
D4. 持续性负性情绪状态	NACM	NACM	NA	NA
D5. 丧失兴趣	NACM	NACM	An	An
D6. 情感疏远	NACM	NACM	An	An
D7. 无法体验正性情绪	NACM	NACM	An	An
E1. 易激惹或愤怒	Hy	EB	DA	EB
E2. 鲁莽	Hy	EB	DA	EB
E3. 过度警觉	Hy	AA	AA	AA
E4. 惊跳反应	Hy	AA	AA	AA
E5. 注意力问题	Hy	DA	DA	DA
E6. 睡眠问题	Hy	DA	DA	DA

注：In 代表闯入（intrusion）；Av 代表回避（avoidance）；NACM 代表认知和情绪的负性改变（negative alterations incognitions and mood）；Hy 代表过度反应（hyperarousal）；EB 代表外化行为（externalizing behavior）；AA 代表焦虑性唤起（anxious arousal）；DA 代表精神痛苦性唤起（dysphoric arousal）；NA 代表负性情绪（negative affect）；An 代表快感缺失（anhedonia）。

第二节　青少年创伤后应激障碍的模型结构

一、青少年创伤后应激障碍症状的调查

为了了解青少年 PTSD 的因子结构，本次研究从距离某爆炸现场最近（约 1 公里）的小学和中学招募一批志愿者进行调查。在爆炸事故发生大约 3 个月后进行基线调查，共有 1242 名当时在校且为三年级以上的学生参与本次研究。有 406 名未亲身经历过这次事故的学生被排除在最终分析之外，有效样本为 836 名学生（407 名女生和 429 名男生），他们的平均年龄为 12.51 岁（SD=2.31，年龄为 9~17 岁）。其中，94.60%为汉族，5.40%为其他民族（包括回族、满族、蒙古族等）。据了解，他们中有 61.21%的人见证了爆炸发生，51.80%的人闻到了刺激性气味，45.70%的人目睹了他人受伤，10.01%的人受伤，7.31%的人目睹了他人死亡，6.02%的人被困在房屋内或其他地方，4.50%的人失去了至少一位同学或朋友，3.20%的人因此次爆炸而就医，0.41%的人失去了至少一位家庭成员。

在事故发生约 8 个月后，共有 762 名（91.15%）被试完成了后续调查。年龄较大的被试[t（830）=−3.56，$p<0.001$]和目击爆炸发生的被试[χ^2（1）=6.60，$p<0.05$]不太可能完成后续调查。完成调查的学生在性别[χ^2（1）=0.13，$p>0.05$]、民族类型[χ^2（1）=0.53，$p>0.05$]、其他爆炸相关暴露（χ^2 范围为 0~1.64，$p>0.05$）、PTSD 症状严重程度[t（834）=−0.84，$p>0.05$]或可能的 PTSD 诊断[χ^2（1）=0.04，$p>0.05$]方面均无差异。

以班级为单位进行调查，首先向被试介绍了调查的目的和意义，然后在经过培训的研究助理和任课教师的协助下，向被试提供自陈式量表。该研究方案经过了中国科学院心理研究所伦理审查委员会审查批准，并获得了每位被试及其监护人的书面知情同意。

我们使用 DSM-5 的创伤后应激障碍检查表第五版（the PTSD Checklist-5，PCL-5；Blevins et al.，2015）测量 PTSD 症状。该检查表是根据 DSM-5 的 PTSD 症状标准定制的 20 项自评量表，且每个项目以利克特五点量表评分，从

0（完全不符合）到4（完全符合），反映了过去1个月特定症状的严重程度。PCL-5已被证实具有良好的心理测量特性并且已被越来越广泛地使用（Ashbaugh et al.，2016；Blevins et al.，2015；Bovin et al.，2016）。对于中文版PCL-5，研究者已通过翻译和逆向翻译两阶段进行调整，且已用于受过创伤的中国青少年群体（Cao et al.，2017a；Liu et al.，2016；Wang et al.，2015）。我们使用PCL-5完成了8·12天津滨海新区爆炸事故的有关研究。在第1次调查和第2次调查的最终样本中，量表的克龙巴赫α系数分别为0.93和0.94。

我们采用完全信息最大似然法（full information maximum likelihood，FIML）和全部可用项目数据估计PCL-5在两个波上的缺失值，因为考虑到与其他插补方法相比，FIML产生的缺失值的估计偏差最小（Schafer & Graham，2002）。因此，本次研究的数据分析是基于836名被试的总样本进行的，所有描述性统计分析均使用SPSS（适用于Windows的19.0版）软件进行。我们使用Mplus（适用于Windows的7.0版）进行CFA，分别评估了4个竞争模型在第1次调查数据和第2次调查数据上的拟合。同时，使用了均值和方差调整的加权最小平方法（weighted least squares means and variance，WLSMV）（Wirth & Edwards，2007），因为PCL-5项目由于反应选项等于或少于5个而被视为顺序变量。在所测试的模型中，误差协方差均被固定为零，且允许因素间存在相关。我们使用比较拟合指数（comparative fit index，CFI）、Tucker-Lewis指数（Tucker-Lewis index，TLI）和近似误差均方根（root mean square error of approximation，RMSEA）来评估整体模型的拟合。CFI和TLI$\geq$0.90/0.95，RMSEA$\leq$0.08/0.06，表明具有良好的拟合（Hu & Bentler，1998）。同时，使用χ^2差异检验（通过Mplus中的DIFFTEST函数）和贝叶斯信息准则（Bayesian information criterion，BIC；Schwarz，1978）比较嵌套模型和非嵌套模型。因仅使用最大似然法（maximum likelihood，ML）（而不是WLSMV）来估计，所以使用ML估计CFA生成BIC值，且BIC差异在6～10或大于10，这为具有较低BIC值的模型提供了强有力的支持（Raftery，1995）。

本次研究首先确定一个在两个波上数据拟合始终最佳的模型，进行后续的纵向不变性测试。使用最佳拟合模型的第1次调查和第2次调查项目，在一个模型中对所有项目进行建模，所有因子均被允许相关，且允许第1次调查数据的给定剩余误差方差与第2次调查数据的剩余误差方差共变。参照已有的相关方法，允许将这样的剩余误差协方差作为处理本次研究基于相同的 PTSD 症状（例如，第 1 次调查的 B1 和第 2 次调查的 B1 对特定项目对进行建模的方式）(Pitts et al., 1996; Cole et al., 2007)。按照梅雷迪思和泰雷西（Meredith & Teresi, 2006）的建议，本次研究对模型施加了更多的限制：①形态不变性（相同因子结构的所有参数允许随时间变化而变化）；②弱因子/单位不变性（限制因子载荷跨时间相等）；③强因子/尺度不变性（另外限制项目阈值跨时间相等）；④严格因子不变性（另外限制剩余误差方差跨时间相等）；⑤因子方差和协方差不变性（在强因子/尺度不变性的基础上限制因子方差和协方差跨时间相等）。使用 χ^2 差异检验（通过 Mplus 中的 DIFFTEST 函数）比较这些嵌套模型。然而，由于 CFI 的变化（ΔCFI）具有模型独立性和样本独立性，这使其在测量不变性上优于 $\Delta\chi^2$（Cheung & Rensvold, 2002），因此本研究也使用 ΔCFI，且如果两种测试结果相互矛盾时，ΔCFI 就拥有更大的权重。如果约束模型和约束较少的模型之间 ΔCFI 的绝对值≤0.01，则不应该拒绝限制参数跨时间相等的虚无假设。在支持因子方差和协方差不变性的条件下，最后检验了两波之间因子均值的差异。

二、青少年创伤后应激障碍症状的特点

PCL-5 在第 1 次调查中的总样本的平均分为 9.20（SD=11.71，得分为 0～80），在第 2 次调查中的总样本的平均分为 7.51（SD=11.11，得分为 0～80）。基于 DSM-5 的 PTSD 的诊断法则是：个体至少存在一种闯入症状、一种回避症状、两种认知和情绪的负性改变症状以及两种至少中等程度（2 分或更高）的觉醒和反应性的改变症状，根据该法则，在第 1 次调查和第 2 次调查中分别有 4.41% 和 3.21% 的被试被筛选为可能的 PTSD 病例。

表 1-2 列出了 4 种竞争模型的拟合指数。两次调查数据在所有模型上都有良好的拟合度。关于第 1 次调查和第 2 次调查的嵌套模型比较中（表 1-3），模型 2（六维外化行为模型）和模型 3（六维快感缺失模型）明显优于模型 1（DSM-5 四维模型），且模型 4（混合模型）明显优于其他所有模型。在非嵌套模型比较方面，由于 ΔBIC 分别为 70.32 和 98.11，我们得知模型 2 在第 1 次调查中优于模型 3，而后者在第 2 次调查中优于前者。总之，模型 1 至模型 4 在两次调查数

据上始终都提供了最佳拟合，因此被确定为后续分析的最佳拟合模型。表 1-4 总结了第 1 次调查和第 2 次调查混合模型的标准化因子载荷和因子相关性。

表 1-2　模型的拟合指数（$N=836$）

	模型	χ^2	df	CFI	TLI	RMSEA [90%置信区间]	BIC
第 1 次调查	模型 1（DSM-5 四维模型）	504.73	164	0.976	0.972	0.050[0.045，0.055]	35 198.97
	模型 2（六维外化行为模型）	381.84	155	0.984	0.980	0.042[0.037，0.047]	35 092.28
	模型 3（六维快感缺失模型）	455.47	155	0.979	0.974	0.048[0.043，0.053]	35 162.60
	模型 4（混合模型）	334.18	149	0.987	0.983	0.039[0.033，0.044]	35 049.12
第 2 次调查	模型 1（DSM-5 四维模型）	578.36	164	0.971	0.966	0.055[0.050，0.060]	30 331.10
	模型 2（六维外化行为模型）	486.78	155	0.977	0.971	0.051[0.049，0.056]	30 264.15
	模型 3（六维快感缺失模型）	525.71	155	0.974	0.968	0.053[0.049，0.059]	30 166.04
	模型 4（混合模型）	434.18	149	0.980	0.974	0.048[0.043，0.053]	30 114.46

表 1-3　比较嵌套模型的卡方差检验（$N=836$）

模型	第 1 次调查		第 2 次调查	
	$\Delta\chi^2$（df）	p	$\Delta\chi^2$（df）	p
模型 1 与模型 2	107.39（9）	<0.001	86.61（9）	<0.001
模型 1 与模型 3	52.41（9）	<0.001	63.18（9）	<0.001
模型 1 与模型 4	141.45（15）	<0.001	128.75（15）	<0.001
模型 2 与模型 4	39.04（6）	<0.001	48.09（6）	<0.001
模型 3 与模型 4	94.49（6）	<0.001	73.48（6）	<0.001

表 1-4　混合模型的标准化因子载荷和因子相关性（$N=836$）

症状	In	Av	NA	An	EB	AA	DA
B1. 闯入性思维	0.83 (0.87)						
B2. 噩梦	0.87 (0.93)						
B3. 闪回	0.81 (0.88)						
B4. 情绪反应	0.78 (0.81)						
B5. 生理反应	0.84 (0.87)						

续表

症状	In	Av	NA	An	EB	AA	DA
C1. 回避创伤相关的思想等		0.94 (0.93)					
C2. 回避可以提示创伤的线索		0.92 (0.93)					
D1. 创伤相关遗忘			0.65 (0.81)				
D2. 负性信念			0.69 (0.83)				
D3. 歪曲责备			0.66 (0.86)				
D4. 持续性负性情绪状态			0.85 (0.91)				
D5. 丧失兴趣				0.84 (0.82)			
D6. 情感疏远				0.82 (0.90)			
D7. 无法体验正性情绪				0.88 (0.90)			
E1. 易激惹或愤怒					0.87 (0.87)		
E2. 鲁莽					0.76 (0.86)		
E3. 过度警觉						0.86 (0.89)	
E4. 惊跳反应						0.86 (0.85)	
E5. 注意力问题							0.81 (0.87)
E6. 睡眠问题							0.78 (0.81)
Av	0.88 (0.92)						
NA	0.81 (0.78)	0.76 (0.77)					
An	0.69 (0.68)	0.65 (0.73)	0.90 (0.87)				
EB	0.69 (0.70)	0.67 (0.72)	0.89 (0.88)	0.87 (0.89)			
AA	0.83 (0.82)	0.75 (0.80)	0.85 (0.83)	0.75 (0.82)	0.74 (0.85)		
DA	0.78 (0.78)	0.73 (0.72)	0.93 (0.79)	0.89 (0.81)	0.90 (0.90)	0.88 (0.92)	

注：第 1 次调查/第 2 次调查的标准化因子载荷和因子相关性分别在括号外/内给出。所有因子载荷和相关在统计学上都显著（$p<0.001$）

表 1-5 显示了最佳拟合模型（即混合模型）的纵向不变性测试结果。自由估计（相等形式）模型提供了对数据的可接受的拟合，因此支持了模型的不变性，所有约束模型也达到了可接受的拟合。尽管 χ^2 差异检验结果表明，约束因子载荷在模型拟合上随时间的变化而发生显著变化，但由于 ΔCFI 的绝对值小于 0.01，所以仍支持弱因子/单位不变性。同样，由于额外约束项目阈值、剩余误差方差、因子方差和协方差随时间而产生的 ΔCFI 绝对值小于 0.01，所以，强因子/尺度不变性、严格因子不变性、因子方差和协方差不变性也得到了支持。因此，基于 CFI 测试中更严格的变化，结果支持了第 1 次调查和第 2 次调查的 PTSD 项目中的所有参数的不变性。

表 1-5 随时间推移的混合模型的纵向不变性测试结果（N=836）

不变性类型	χ^2	df	CFI	TLI	RMSEA [90%置信区间]	$\Delta\chi^2$ (df)	p	ΔCFI
构型	1147.84	629	0.983	0.979	0.031 [0.029，0.034]	—		
弱因子/单位	1087.50	642	0.985	0.982	0.029 [0.026，0.032]	25.03 (13)	0.02	0.002
强因子/尺度	1428.25	722	0.976	0.975	0.034 [0.032，0.037]	360.57 (80)	<0.001	−0.009
严格因子 [a]	1443.76	722	0.976	0.974	0.035 [0.032，0.037]	109.80 (20)	<0.001	−0.003
因子方差和协方差	1346.40	750	0.980	0.979	0.031 [0.028，0.033]	74.86 (28)	<0.001	0.004

注：a 将严格因子不变性模型与允许随时间自由估计残差方差的模型进行比较

第三节 青少年创伤后应激障碍模型的特征

本次研究使用从暴露于爆炸事故的青少年样本中收集的两波纵向数据测试了 4 种由理论和实证驱动的 DSM-5 的 PTSD 症状模型。根据 DSM-5 的标准，在第 1 次调查和第 2 次调查中可能分别存在 4.41% 和 3.21% 的被试患有 PTSD。这与阿穆尔等（Armour et al.，2015）的研究中国家退伍军人代表性样本的 5.20% 和创伤暴露本科生样本的 4.00% 相当。CFA 结果表明，由闯入、回避、负性情绪、快感缺失、外化行为、焦虑性唤起以及精神痛苦性唤起因素组成的混合模型在两波上产生的数据显著优于 DSM-5 四维模型、六维快感缺失模型和六维外化行为模型。随后，本次研究进一步检验了混合模型随时间的稳定性，不变性测试的结果支持了模型的纵向不变性。这些发现为阿穆尔等（Armour et al.，2015）新完善的混合模型提供了进一步的实证支持，并补充了有关 DSM-5 的 PTSD 症状潜在结构的时间稳定性的知识。

  2013 年发布的 DSM-5 对 PTSD 症状标准进行了重大修改。在 DSM-5 发布后的四年里，研究者们开展了许多 CFA 研究来检查 DSM-5 的 PTSD 症状的潜在结构，且已经提出了几种替代模型来挑战 DSM-5 四维模型（Armour et al.，2016b）。在关于 DSM-5 的 PTSD 症状的最新 CFA 文献中，阿穆尔等（Armour et al.，2015）提出的混合模型得到了实证支持。然而，支持混合模型的现有研究仅研究了横断样本。本次研究中，我们使用遭受创伤青少年的纵向样本测试了 4 个得到理论和实证支持的模型，发现混合模型在两波测试中（创伤暴露后 3 个月和 8 个月）显著优于其他竞争模型。该发现与先前以遭受创伤的青少年为被试（Liu et al.，2016；Wang et al.，2015）和成人（Ashbaugh et al.，2016；Carragher et al.，2016；Mordeno et al.，2016）进行的横断研究的结果基本一致，这表明 DSM-5 定义的 PTSD 症状可以通过闯入、回避、负性情绪、快感缺失、外化行为、焦虑性唤起以及精神痛苦性唤起因素更好地表示。由于本次研究采用了纵向数据集，在时间维度上有了新的发现，这为阿穆尔等对 DSM-5 的 PTSD 症状的 7 个维度重新定义提供了额外的证据支持，并有助于理解当前人类对创伤压力源反应的潜在结构。

  研究人员已证实 DSM-5 的 PTSD 症状新改进模型的纵向不变性（Armour et al.，2015），因为它是对观察到的症状严重程度随时间的变化进行比较和建模的先决条件（Meade et al.，2005）。所以，我们进一步检查了本次研究中确定的最佳拟合模型的纵向不变性（即混合模型）。CFA 不变性测试的结果表明，混合模型在两个纵波上保持不变性。具体而言，创伤暴露后时间没有对基本因子结构、PTSD 因子载荷、项目截距、因子分数变化或因子间的相互关系起到稳健的调节作用。研究结果表明，观察到的 PTSD 分数的差异可能更应该归因于在确保潜在 PTSD 结构而随时间推移产生的真实变化，而非测量误差。因此，创伤相关领域的研究人员可以至少通过 PCL-5 测量，更有把握地使用观察到的 PTSD 症状严重程度随时间的变化评估治疗研究中的治疗效果，或对纵向观察研究中 PTSD 症状的发展轨迹建模，并以有意义的方式进一步解释和使用这些结果。

值得注意的是，本次研究的一个有趣结果是，PTSD 的 D1～D3 症状（即创伤相关遗忘、负性信念和歪曲责备）在第 1 次调查中对其相应因素（即负性情绪）的因子载荷较低，但在第 1 次调查中它们对负性情绪因素的贡献很大。这一发现表明，这 3 种症状可能不是用来判断个体在遭受突发事件后的初期阶段的负性情绪的良好指标。据我们所知，这项研究是首次在创伤暴露后早期阶段对新提出的混合模型进行的研究，应该在未来的研究中进一步验证这一有趣的发现。

本次研究的结果具有临床和研究意义。首先，探究 DSM-5 的 PTSD 症状潜在结构与制定更准确、复杂的诊断和评估程序有关，要确保测量症状时使用的是正确结构。如前所述，DSM-5 四维模型的构建主要基于先前对 DSM-4 的 PTSD 症状潜在结构的研究。得到广泛支持的混合模型可为 DSM-5 的 PTSD 症状结构的进一步完善提供参考。其次，PTSD 是由异质性症状簇组成的临床综合征。PTSD 表型的异质性被认为可能是研究这种疾病的生物学基础的主要障碍，而使用单一症状群作为替代表型的方法已经被提出，且在先前的研究中被广泛使用，这种方法解决了这一问题（Cao et al.，2017a；Castro-Vale et al.，2016；Pietrzak et al.，2014）。在该领域使用实证支持的混合模型进行研究，不仅有助于研究者进一步阐明该病症的潜在生物学机制，还有助于研究者在临床上筛选有用的生物标志物和确定潜在的干预目标。最后，PCL 是 PTSD 症状的可靠的心理量表，并且已被广泛用于评估治疗结果和研究 PTSD 症状的纵向过程（Wilkins et al.，2011）。尽管 PCL 的新版本——PCL-5 于 2013 年才被开发出来（Blevins et al.，2015），但 PCL-5 已被证明在暴露于不同创伤事件的人群中具有良好的信度和效度（Ashbaugh et al.，2016；Blevins et al.，2015；Bovin et al.，2016；Wortmann et al.，2016），不过仍缺乏支持其纵向不变性的相关证据，这限制了其在治疗和纵向观察研究中的应用。本次研究关于其纵向不变性的结果为该量表在相关研究中的适用性提供了初步支持。

本次研究存在一些局限性。第一，本次研究采用暴露于特定创伤事件的青少年样本，限制了现有研究结果的推广，将来需要在遭受不同创伤事件的样本中进行重复。第二，本次研究的结果由基于社区的非临床样本产生，PTSD 患病率相对较低，因此有必要进一步使用临床样本进行研究。第三，本次研究使用自陈式量表评估被试的 PTSD 症状，而该量表最初被设计用于捕捉成人的 PTSD 症状。因此，当前的发现也应在使用临床应用量表和父母报告量表的研究中进行验证。

尽管有这些局限，但本研究使用纵向数据为 DSM-5 中 PTSD 症状的新模型提供了证据。结果表明，混合模型优于其他替代模型，并且该模型被证实具有跨时间稳定性，研究结果为阿穆尔等（Armour et al.，2015）提出的混合模型提供了进一步的实证支持，且对有限的 DSM-5 中 PTSD 症状潜在结构的时间稳定性的相关研究做出了补充。

第二章

青少年创伤后应激障碍症状与焦虑和抑郁的关系

第一节 创伤后应激障碍与焦虑和抑郁的共病特征

PTSD 是一种因暴露于创伤性应激源而使人产生精神障碍的精神病综合征（Yang et al.，2017）。根据最新修订的《精神障碍诊断与统计手册（第五版）》（DSM-5；American Psychiatric Association，2013），PTSD 的标准由 20 种症状组成，详细见第一章。开展 PTSD 潜在维度的研究，对于完善 PTSD 临床诊断程序、制订系统干预计划以及阐明潜在的精神病理学和生物学机制具有重要价值。在本次研究中，我们以暴露于爆炸事件中的青少年作为样本，利用这些新提出的模型探究 DSM-5 中 PTSD 症状的潜在维度。

在 DSM-5 发布后不久，两个独立的研究小组几乎同时分别提出了 PTSD 六维模型，两种模型分别是六维快感缺失模型（Liu et al.，2014）和六维外化行为模型（Tsai et al.，2015），两者都是以 DSM-4 中 PTSD 症状因素结构的最新发展为基础提出的，表明 PTSD 的反应过度症状可被进一步分为两个因素——精神痛苦性唤起和焦虑性唤起（Armour et al.，2015，2016b；Armour，2015）。快感缺失模型由闯入、回避、负性情绪、快感缺失、焦虑性唤起和精神痛苦性唤起等因素组成，依赖于将现有的标准 D 的症状分为由负性情绪增强/普遍痛苦症状组成的负性情绪因素（例如，普遍的负性情绪状态和负性信念）和由正性情绪的减少/快感缺失症状组成的快感缺失因素（例如，不能体会到正性情绪和缺乏兴趣）。负性情绪和快感缺失的分离获得了大量实证研究和理论研究的支持（Cuthbert，2014；Watson，2009）。外化行为模型由闯入、回避、认知和情绪的负性改变、外化行为、焦虑性唤起和精神痛苦性唤起因素组成。外化行为因素由易激惹或愤怒（E1）与鲁莽（E2）组成，这些行为是代表情绪调节和冲动缺陷的典型外化症状（Friedman，2013），可据此从理论上区别于其他 PTSD 内部症状（Tsai et al.，2015）。在中国地震幸存者的流行病学样本（Liu et al.，2014）和美国退役军人的代表性样本中（Tsai et al.，2015），这两个六维模型优于 DSM-5 的四维型和其他竞争模型。

近期，有研究者提出了混合模型。该模型整合了六维模型的关键要素，并且被证实优于 DSM-5 四维模型和以美国退伍军人与创伤暴露的大学生为样本的两个六维模型（Armour et al.，2015）。混合模型在随后的 CFA 研究中获得了实证支持，其中成人样本经历了多种创伤事件（Seligowski & Orcutt，2016）、军事相关创伤（Bovin et al.，2016）和台风（Mordeno et al.，2017）；青少年样本经历了地震（Mordeno et al.，2017）和多种创伤事件（Liu et al.，2016）。

值得注意的是，尽管 DSM-5 中 PTSD 的诊断标准对于青少年和成人是相同的，但长期以来对于创伤后症状的发育差异一直在被讨论（Helpman et al.，2015）。现有关于 DSM-5 中 PTSD 症状潜在维度的研究主要是针对成人的，因此由于相关知识的相对不足，尤其需要对经受创伤的青少年进一步进行研究。据我们所知，新完善的混合模型只在两项针对受创伤的青少年的研究中得到了验证，且不同类型创伤事件对受害者带来的创伤反应存在差异（Kelley et al.，2009），因此，需要对暴露于不同创伤事件的青少年进行额外研究。此外，不能仅仅依靠 CFA 拟合统计验证诊断模型（Armour et al.，2016b），还需要评估模型的外部聚合效度和区分效度。本次研究探究了近期暴露于爆炸事件的青少年样本的 DSM-5 中 PTSD 症状的潜在维度。我们首先使用 CFA 测试 4 种竞争模型，包括现有的 DSM-5 模型、快感缺失模型、外化行为模型以及混合模型（症状映射见第一章）。基于先前对受创伤青少年的 CFA 研究（Liu et al.，2016；Wang et al.，2015），假设混合模型在当前样本中显著优于其他竞争模型。随后，检查 PTSD 症状因素和焦虑与抑郁的外部测量之间的关系。根据先前的理论和实证研究，我们得知闯入、回避和焦虑性唤起是典型的焦虑相关结构而不是抑郁相关结构（Armour et al.，2012；Elhai et al.，2011；Wang et al.，2013b；Watson，2009），我们假设这些与焦虑相关的 PTSD 结构和抑郁症的外部焦虑指标的相关性更强。基于先前的理论和实证研究，我们得知快感缺失是典型的抑郁相关结构而不是焦虑相关结构（Watson，2009），我们假设与抑郁相关的 PTSD 结构和抑郁的外部测量的关联程度比与焦虑的外部测量的关联程度更强。最后，基于先前的理论和实证研究我们得知，负性情绪和精神痛苦性唤起既涉及焦虑相关症状，也涉及抑郁相关症状（Elhai et al.，2011；Wang et al.，2013b；Watson，2009），我们假设这两个既与焦虑相关也与抑郁相关的结构和抑郁、焦虑的关联度是相等的。

第二节　创伤后应激障碍青少年的焦虑和抑郁特征

一、创伤后应激障碍青少年的焦虑和抑郁调查

本次研究的研究对象与第一章中的研究相同。我们从每个学生及其监护人那里获得书面知情同意书，在学校进行团体施测，且由经过培训的研究助理和学校教师对学生的答卷过程进行监控。本次研究的草案得到了中国科学院心理研究所伦理委员会的批准。

我们使用 DSM-5 中的 PTSD 检查表（PCL-5，Blevins，2013）测量 PTSD 症状。PCL-5 是基于 DSM-5 诊断标准构建的含有 20 个项目的自评量表，且每个项目采用利克特五点评分（0 代表"完全不符合"，4 代表"完全符合"）。PCL-5 的心理测量意义已被证实（Bovin et al.，2016）。中文版 PCL-5 已通过翻译和逆向翻译两阶段进行改编，且已被用于受过创伤的中国青少年（Liu et al.，2016；Wang et al.，2015）。在本次研究中，被试完成关于 8·12 天津滨海新区爆炸事故的 PCL-5 项目，在当前样本中该量表的克龙巴赫 α 系数为 0.93。

我们使用 21 项抑郁-焦虑-压力量表（Depression Anxiety and Stress Scale，DASS-21，Lovibond & Lovibond，1995）的相应分量表测量被试的焦虑和抑郁症状。每个分量表包含 7 个项目，采用利克特 4 点评分（0 代表"完全不适用于我"，3 代表"非常适用于我"）。DASS-21 的信度和效度已得到验证（Szabó，2010）。中文版本的 DASS-21 已被验证有效且在中国人群中得到了广泛使用（Wang et al.，2016）。在当前样本中，焦虑分量表和抑郁分量表的克龙巴赫 α 系数分别为 0.80 和 0.81。

在被试中，有 25 人（3.0%）缺少一个或两个 PCL-5 项目，有 16 人（1.9%）缺少一个焦虑项目，14 人（1.7%）缺少一个抑郁项目，使用全信息最大似然法处理缺失的数据，使用 Mplus 7.0 版进行 CFA。首先，进行均值调整的最大似然估计，采用 Satorra-Bentler 卡方估计 4 个 PTSD 模型的模型参数，使用比较拟合指数 CFI、TLI、RMSEA 和标准化残差均方根（standardized root mean square residual，SRMR）评估整体模型的拟合度。CFI 和 TLI ≥ 0.95/0.90，RMSEA ≤ 0.06/0.08 且 SRMR ≤ 0.08，表明模型具有良好的拟合度（Kline，2011）。经校正的卡方差异检验和 BIC 被分别用于比较嵌套模型和非嵌套模型。BIC 值表明，该模型是一个较好的拟合模型（Raftery，1995）。其次，测试由 7 个 PTSD 因素、额外的焦虑和抑郁因素组成的九维模型。DASS-21 项目被看作顺序变量而不是连续变量，因为它们的反应选项少于 5 个（Wirth & Edwards，2007）。因此，在 CFA 中使用经卡方均值和方差调整的加权最小二乘法。基于九维模型，我们使用参数约束的瓦尔德卡方检验验证了虚无假设，以此来评估 PTSD 因素与外部因素焦虑和抑郁之间的假设关系。

二、创伤后应激障碍青少年的焦虑和抑郁量化特征

当前样本 PCL-5 的平均分数为 9.2（SD=11.7，得分范围为 0~80），中位数为 5，根据 DSM-5 诊断法则，其中的 37 人（4.4%）被筛选为可能的 PTSD 病例。PTSD 的诊断标准是：被试至少存在一种闯入性症状、一种回避症状，认知和情绪的负性改变症状及两种觉醒症状的得分大于或等于 2。DASS-21 中焦虑分量表的平均分数为 2.4（SD=3.3，得分范围为 0~21），抑郁分量表的平均分数为 1.7（SD=2.9，得分范围为 0~19），两个分量表的中位数均为 1。

4 种 PTSD 模型均表现出了良好的拟合性（模型的拟合度指数见表 2-1）。卡方检验的结果显示，DSM-5 模型的拟合度显著低于外化行为模型[$\Delta\chi^2$（9）=72.22，p<0.01]，低于快感缺失模型[$\Delta\chi^2$（9）=78.36，p<0.01]，低于混合模型[$\Delta\chi^2$（15）=96.89，p<0.01]；混合模型的拟合度显著高于外化行为模型[$\Delta\chi^2$（6）=28.87，p<0.01]，高于快感缺失模型[$\Delta\chi^2$（6）=12.90，p<0.05]。ΔBIC 值可以看出，快感缺失模型的拟合度高于外化行为模型。因此，选择混合模型作为最佳拟合模型。

表 2-1　模型的拟合度指数（N=836）

模型	S-B χ²	df	CFI	TLI	SRMR	RMSEA	RMSEA[90% CI]	BIC
模型 1	308.965	164	0.952	0.945	0.049	0.033	0.027~0.038	35 198.973
模型 2	239.743	155	0.972	0.966	0.045	0.026	0.019~0.032	35 092.284
模型 3	220.015	155	0.979	0.974	0.040	0.022	0.015~0.029	35 037.347
模型 4	207.493	149	0.981	0.975	0.039	0.022	0.014~0.028	35 049.122

九维模型的拟合指数 χ^2（491，N=836）=1281.722，CFI=0.922，TLI=0.911，RMSEA=0.044（90% 置信区间为 0.041~0.047），表现出了可被接受的拟合性。PTSD 因素与焦虑和抑郁外部测量结果的相关系数如图 2-1 所示。瓦尔德卡方检验的结果表明：闯入、回避和焦虑性唤起因素与焦虑因素的相关高于与抑郁因素的相关[Wald χ^2=40.27，$p<0.01$，Wald χ^2=26.48，$p<0.01$，Wald χ^2=29.64，$p<0.01$]；快感缺失因素与抑郁因素的相关高于与焦虑因素的相关[Wald χ^2=7.05，$p<0.01$]；负性情绪和精神痛苦性唤起因素与焦虑因素的相关和与抑郁因素的相关值是相等的[Wald χ^2=2.52，$p=0.112$，Wald χ^2=2.04，$p=0.153$]。

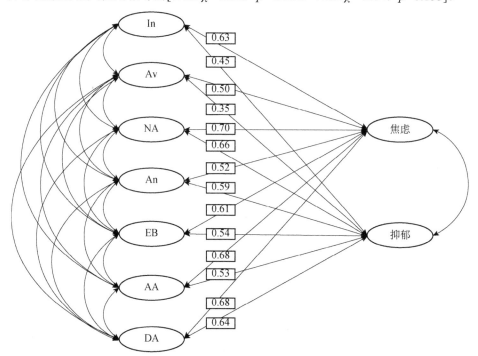

图 2-1　七维 PTSD 模型与潜在焦虑和抑郁因素的结构模型（N=836）

注：所有相关均显著（$p<0.01$）

第三节　青少年创伤后应激障碍症状与焦虑和抑郁的关系特征

我们通过分析从经历爆炸事件的青少年中获得的数据，探究了 DSM-5 中 PTSD 症状的潜在维度。首先，对 4 种竞争模型进行测试，包括 DSM-5 模型、快感缺失模型、外化行为模型以及新完善的七因素混合模型。CFA 的结果表明，混合模型表现出了更好的拟合性。这一结果与先前根据暴露于地震（Wang et al.，2015）和其他创伤事件（Liu et al.，2016）的青少年样本得出的结果一致。该结果还表明，受过创伤的青少年的 PTSD 症状（DSM-5）可通过闯入、回避、负性情绪、快感缺失、外化行为、焦虑性唤起和精神痛苦性唤起因素很好地体现出来。这个结果在以遭受不同类型创伤事件的群体为被试的研究中已经得到了系统的重复和验证。在此基础上，本研究以暴露于爆炸事件的青少年为样本，研究结果为混合模型提供了实证支持，同时也扩展了关于青少年对创伤事件反应复杂性的理解。

正如一些研究者提出的，不能仅靠内部拟合统计验证诊断模型（Armour et al.，2016b）。通过检查 PTSD 因素与两种外部精神病理学变量（焦虑和抑郁）之间的关系，本次研究进一步评估了混合模型的外部聚合效度和区分效度。先前的理论和实证研究表明，PTSD 因素和焦虑与抑郁结构之间的关系是可以区分的（Elhai et al.，2011；Watson，2009）。本次研究结果与已有研究结果一致，焦虑相关的 PTSD 结构（即闯入、回避和焦虑性唤起）与焦虑的外部测量表现出了更高的相关；相较于与焦虑的外部测量，抑郁相关的 PTSD 结构（即快感缺失）与抑郁的外部测量表现出了更高的相关；与焦虑和抑郁都相关的 PTSD 结构（即负性情绪和精神痛苦性唤起）与焦虑的外部测量和抑郁的外部测量表现出了等效的相关。这些发现证实了本研究的假设，进一步为探讨混合模型的外部聚合效度和区分效度提供了证据支持。

本次研究结果具有临床意义。首先，DSM-5 的四维 PTSD 模型主要是基于先前对 DSM-4 症状的 CFA 研究构建的（Friedman，2013）。获得理论和实证支持的混合模型扩展了当前对于 PTSD 结构的理解，并通过确保我们测量的是正确且相关的症状范围，进一步完善更为复杂的评估和诊断程序。其次，当前的研究结果扩展了关于人类面对创伤性应激源反应异质性的知识，并引出该障碍在精神疾病病理学中处于何种位置的思考。PTSD 涉及焦虑相关、抑郁相关和非特异性症状，不完全是一种情绪症状或焦虑症，将 PTSD 从焦虑症中移到"创伤和应激源相关障碍"可能更为合适。最后，本次研究扩展了 PTSD 与其他情绪症状或焦虑症的合并症的相关知识。在本次研究中，我们发现负性情绪和精神痛苦性唤起在与焦虑和抑郁的相关方面无法被区分，这表明 PTSD、焦虑、抑郁共享同一结构，并且可能是非特异性、跨症状的症状导致了这些障碍的高度合并。根据一些研究，应从诊断标准中将这些症状删除，因为它们在 PTSD 症状诊断方面缺乏特异性。然而，随后的实证研究表明，移除这些症状并不会影响共病率（Elhai et al., 2008）。因此，移除这些症状并不明智，尽管它们在诊断中的作用仍不明确。

  本次研究还存在一些局限性。首先，现有结果局限于我们使用了在中国经历了特定创伤事件的方便获得的样本。因此，该结果需要在其他文化背景下经历各种类型创伤事件的代表性被试中进行进一步测试。其次，本次研究使用非临床样本，通过自我报告的方式进行测量，且被试中患 PTSD 的概率很低。因此，有必要进一步在临床样本中测试且使用临床测量方式。最后，只采用了两个外部变量评估混合模型的聚合效度和区分效度。为积累更多可靠的实证证据，需要进一步进行一系列关于心理、行为和生物变量的研究。

  尽管存在一些局限性，但本次研究以暴露于爆炸事件的青少年为样本，进一步获得了支持新提出的 DSM-5 中 PTSD 症状的混合模型的内外效度的实证证据。该发现进一步丰富了关于遭受创伤的青少年在 DSM-5 中 PTSD 症状的潜在维度方面的研究，且为进一步进行创伤相关的临床实践和研究奠定了基础。

第二部分
创伤后应激障碍青少年的注意偏向

Attention Processing in Adolescents with
Post-traumatic Stress Disorder

创伤后应激障碍
青少年的注意加工

第三章
创伤后应激障碍与注意偏向

第一节 创伤后应激障碍与认知加工

依据 DSM-5，创伤性事件是指个体亲身经历死亡、严重伤害、性暴力或受到其威胁。创伤性事件会对亲历者心理造成严重的影响，可能会引发一系列心理健康问题（Roussos et al., 2005; La Greca et al., 2010），其中 PTSD 是最具特异性的一种。

经历过创伤事件的个体的生理、心理以及社会系统受到了严重的破坏，个体陷入心理应激状态，出现焦虑、恐惧、闪回等 PTSD 症状，个体的认知、情感、行为等都会受到影响（Van Bockstaele et al., 2014）。在认知方面，主要表现为个体出现注意偏向、侵入性记忆、强迫性记忆等非正常认知加工过程，这些过程会直接影响个体的情感和行为反应（陈文锋等，2009）。例如，一项研究（Scrimin et al., 2009）探讨了恐怖袭击 20 个月后，经历过恐怖袭击的儿童在注意、记忆和视空任务方面的差异。结果表明，经历过恐怖袭击的儿童在各项任务中的成绩表现均显著差于控制组的正常儿童。

信息加工理论认为，PTSD 个体的一些常见症状（如恐惧、焦虑）可能是由不同的认知过程引起的，如注意、记忆和解释（Scrimin et al., 2009; Beck & Clark, 1997; Mogg & Bradley, 2005）。近年来，研究者开始关注 PTSD 个体的认知偏向，并得出较为一致的结论：PTSD 个体在认知加工方面存在明显的认知偏向，与非 PTSD 个体相比，PTSD 个体更有可能对自己所处环境中的威胁性刺激存在更多的注意（注意偏向），更容易回忆起威胁性信息（记忆偏向），更容易将中性刺激或模糊刺激解释为危险性刺激（解释偏向）（Cisler et al.，2009；Cisler & Koster，2010；Yiend，2010）。PTSD儿童的症状可能与成年人略有不同，相比于成年人，PTSD儿童较多出现的症状主要有创伤感受重现、警觉性过高、强烈的生理反应、强烈的心理痛苦和反复闯入的创伤性回忆（Thienkrua et al.，2006）。

一、创伤后应激障碍个体的认知功能缺陷

PTSD个体通常存在明显的认知功能损伤，体现在注意、记忆和执行功能等认知加工方面（陈文锋等，2009）。

在注意方面，米尔斯基等（Mirsky et al.，1991）提出注意包含4个成分，即集中-执行、保持、转移以及编码（Mirsky et al.，1991）。法斯特林等（Vasterling et al.，1998）以波斯尼亚的PTSD老兵作为被试，探讨了PTSD个体在米尔斯基等（Mirsky et al.，1991）界定的注意4个成分上的表现。研究发现，PTSD老兵的注意编码和注意保持功能都有一定程度的损伤（Vasterling et al.，1998）。列斯金和怀特（Leskin & White，2007）通过源于注意网络理论的ANT（attentional networks test，注意网络测试）范式测量了19名PTSD大学生，发现PTSD患者在抑制无关信息和干扰信息的能力上有特异性的损伤（Leskin & White，2007）；另有研究发现，PTSD患者对无关信息的抑制能力存在较大缺陷（Shucard et al.，2008）。同时，PTSD患者对创伤信息表现出了非常显著的注意偏向现象（Buckley，Blanchard & Neill，2000）。

在记忆方面，PTSD患者存在对创伤信息的记忆偏向，在陈述性记忆和自传体记忆方面表现出一定的缺陷（Danckwerts & Leathem，2003）。例如，莫拉迪等（Moradi et al.，2008）以自传体回忆访谈（autobiographical memory interview，AMI）方法测查了PTSD癌症幸存者和控制组。AMI结构化访谈测查3个阶段的语义记忆：童年（如小学、老师、朋友的名字）、早期成年生活（如第一任雇主的名字）以及更近的事实（如最近的一次度假），结果表明PTSD癌症幸存者与控制组在最近事实的回忆方面没有差异，但PTSD组被试对童年和早期成年生活的具体性记忆显著差于控制组，而且记忆成绩与PTSD

症状的严重性存在显著负相关（Moradi et al.，2008）。

在执行功能方面，贝尔斯等（Beers et al.，2002）采用经典的斯特鲁普（Stroop）任务对 14 名 PTSD 儿童（12 岁左右）进行执行功能的测量，其中 7 名遭受过性虐待，2 名遭受过身体虐待，5 名为暴力事件目击者，控制组为未遭受任何虐待的正常儿童。结果表明，PTSD 组的 Stroop 效应量显著大于控制组儿童，表明与正常儿童相比，PTSD 儿童在执行功能方面存在缺陷（Beers et al.，2002）。

二、创伤后应激障碍个体认知功能缺陷的神经病理学特征

功能影像学的研究证据表明，PTSD 患者的双侧海马、丘脑、杏仁体和前额叶等部位存在明显的脑功能改变。黄清玲等（2009）采用低频振幅（amplitude of low frequency fluctuation，ALFF）算法的静息态功能性磁共振成像（functional magnetic resonance imaging，fMRI）技术，探讨了 PTSD 患者脑功能异常的神经病理机制。结果表明，与正常被试组相比，PTSD 患者的血氧水平依赖（blood oxygen level dependent，BOLD）信号 ALFF 改变的区域基本呈双侧对称分布，与边缘系统（杏仁核、海马旁回）紧密相连的中脑、脑干、小脑上蚓部、枕中回以及与内侧颞叶相邻的梭状回等脑区的活性明显增强，而 ALFF 活性降低的区域也同样分布于多个脑区，从前额叶至扣带回、楔前叶至尾状核头部、壳核、外核、下丘脑部分脑区、岛叶呈现出明显的负激活现象，表明这些脑区存在功能抑制（黄清玲等，2009）。侯彩兰（2007）的研究选取了由矿难造成的 24 名重性 PTSD 患者和 24 名非 PTSD 个体，分别在矿难后 2 个月和 10 个月后让被试接受情绪 Stroop 任务、症状激发任务和症状激发的短期记忆提取任务的脑功能检查，同时进行了三维成像（three-dimensional imaging，3D）及弥散张量成像（diffusion tensor imaging，DTI）检查。结果表明，PTSD 患者内侧前额叶皮质包括前扣带回和内侧额上回存在结构和功能上的异常，表明 PTSD 急性期个体已经存在脑功能、脑结构的改变和记忆功能的损害，主要的损坏脑区集中在前额叶及海马部位（双侧前扣带回、额下回、颞上回、海马旁回等）。不同时间的纵向比较研究还发现，PTSD 患者脑功能及脑结构会随时间而发生变化，部分脑区功能恢复，而其他脑区功能未恢复甚至功

能还会进一步下降（侯彩兰，2007）。

贝利斯等（Bellis et al.，2002）的研究显示，与创伤暴露的非PTSD组相比，PTSD患者的额叶皮质体积会减小；也有研究发现，PTSD患者前扣带回体积减小（Rauch et al.，2003）。有研究指出，PTSD症状严重性与前扣带回体积呈负相关（Yamasue et al.，2003），且前扣带回体积减小并非由经历创伤事件或者整个脑区的体积减小引起（Woodward et al.，2006）。还有研究发现，PTSD患者的内侧前额叶皮质，包括前扣带回和额内侧回的激活下降甚至不能激活，PTSD患者恐惧条件反射后的消退表现与前扣带回皮质激活下降相关（Bremner et al.，2005），PTSD症状的严重性与内侧前额皮质的激活呈负相关，即个体的PTSD症状越严重，则内侧前额皮质激活水平越低（Williams et al.，2006）。

关于PTSD对外界信息加工的电生理研究主要集中在情绪信息加工方面，早期和中期阶段成分如C1、P1、N1和P2处于感觉信息过滤阶段，与注意捕获有关，而P300、LPP处于晚期信息深度加工阶段，与注意资源分配有关，P300、LPP的幅值与信息加工速度有关，注意资源分配越多，认知加工速度越快（Javanbakht et al.，2011）。一项研究采用点探测范式，以13名地震创伤暴露青少年和13名匹配正常青少年为被试，以地震词和中性词为实验材料进行试验，结果表明，地震暴露青少年组在地震词条件下的C1、P1波幅显著大于控制组，潜伏期也显著短于控制组，表明地震暴露青少年组对地震词具有注意偏向（Zhang et al.，2014）。

阿蒂亚斯等（Attias et al.，1996）采用视觉Oddball范式，以20名以色列PTSD士兵和非PTSD士兵为被试，以战争创伤词和中性词为实验材料，结果表明，PTSD士兵在战争创伤词条件下的N1波幅更大，潜伏期和反应时更长。费明厄姆等（Felmingham et al.，2003）给15名PTSD患者和15名正常被试呈现生气面孔和中性面孔，结果表明，PTSD组加工生气面孔时的N1波幅显著大于加工中性面孔时的N1波幅，而非PTSD组加工生气面孔时的N1波幅小，且潜伏期长。埃勒斯等（Ehlers et al.，2006）以19名PTSD患者、99名酒精依赖症患者、16名人格障碍患者和25名焦虑或心境障碍患者为被试，以悲伤、开心和中性表情为材料进行了实验，结果表明，PTSD患者在加工悲伤面孔时，额颞叶区域的N1波幅增大。

韦萨等（Wessa et al.，2005）针对 7 名交通事故 PTSD 患者和 7 名控制组被试，以视觉形式呈现创伤相关词、创伤无关负性词、正性词和中性词，结果表明，与控制组相比，PTSD 组加工创伤无关负性词、正性词和中性词时的 P2 波幅显著小于控制组，表明 PTSD 组对创伤词存在高情绪性反应，而对其他类词汇的情绪反应性降低。另一项研究中，研究者给 5·12 汶川地震中的 12 名 PTSD 成人和 12 名创伤幸存者阈下呈现地震相关词和无关词，结果发现，PTSD 组加工地震相关词时的 P2 波幅增大，表明 PTSD 组对创伤词更为敏感，反应性增强（Yun et al.，2011）。

多数研究发现，PTSD 患者在创伤相关刺激条件下的 P300 波幅增大，如一项研究发现（Yun et al.，2011），地震 PTSD 成人加工阈下呈现的地震相关词时的 P300 波幅增大；埃勒斯等（Ehlers et al.，2006）发现，PTSD 组加工中性面孔时的 P300 幅值减小；梅茨赫尔等（Metzger et al.，1997）采用情绪 Stroop 范式，以负性、正性和中性词为实验材料，对 19 名混合 PTSD（攻击、强奸、车祸和战争）和 10 名控制组被试进行研究发现，PTSD 组在加工所有类别词汇时的 P300 波幅都减小；阿蒂亚斯等（Attias et al.，1996）以创伤相关图、无关图和中性图为材料，以 20 名以色列 PTSD 士兵和非 PTSD 士兵为被试，采用 Oddball 范式，结果发现，PTSD 组加工创伤图片时的 P300 波幅更大，且其潜伏期与闯入症状呈正相关，与回避症状呈负相关。但是也有研究发现得出不同的结论。如库尼欧斯等向 8 名 PTSD 老兵和 8 名非 PTSD 老兵呈现创伤相关词和无关词，结果发现，PTSD 老兵在所有词汇类别条件下的 P300 波幅都减小了（Kounios et al.，1997）。

在非情绪信息的注意功能方面，费尔特迈尔和克拉克要求 PTSD 组被试完成 n-back 任务，结果表明，PTSD 组的 P300 幅值减小，潜伏期更长（Veltmeyer & Clark，2009）；另有研究者使用 Go/No-Go 范式测查了 23 名 PTSD 越南退伍老兵和 13 名控制组被试的电生理差异，结果表明，与控制组相比，PTSD 组在 No-Go 刺激条件下的 P300 潜伏期更长，在无关非目标刺激条件下，PTSD 组的前额区域 P300 波幅更大，且 P300 的波幅和潜伏期与临床 PTSD 量表（Clinician-Administered PTSD Scale）中的高警觉和反复体验分数相关。这表明 PTSD 患者在注意功能上存在缺陷，表现为对无关信息的抑制能力受损（Shucard et al.，2008）。

第二节 注意偏向概述

一、注意偏向的含义

注意偏向最初是在 1985 年由马修斯和（Mathews）和麦克劳德（MacLeod）通过情绪 Stroop 范式发现的。他们以特殊群体中的焦虑个体为研究对象，发现焦虑个体对威胁性刺激存在一种注意优势效应，相对于其他刺激而言，焦虑个体对威胁性信息格外敏感，对威胁性信息的反应也更快。总结起来，注意偏向是指个体对环境中的威胁性刺激高度敏感，并优先感知这些信息，主要表现在对威胁性刺激的反应相对于对中性刺激的反应更迅速。广义地讲，就是指个体对特定刺激的高度敏感性并伴随选择性注意。从本质上讲，注意偏向就是特定刺激对心理加工资源的把持，而对其他刺激信息的加工排斥（杨小冬，罗跃嘉，2005）。

已有研究发现，不同类型心理障碍群体通常会表现出不同类型的负性注意偏向模式，如焦虑症个体的注意偏向特征是对威胁性信息的注意增强，而抑郁症个体常会出现对负性信息的注意解除困难。注意警觉和注意脱离困难被认为是形成焦虑、抑郁的重要原因（Cisler & Koster，2010），而注意脱离易化被认为是个体用于降低焦虑的策略（Wald et al.，2011）。

二、注意偏向的发生机制

关于个体对威胁性刺激产生注意偏向的原因，主要有以下 5 种观点。

1. 注意警觉说

注意警觉说认为，临床焦虑症与非临床的高焦虑个体会对环境中的威胁性信息分配更多注意（Eysenck，1992；Williams et al.，1997）。一些研究者把这类现象解释为警觉，即焦虑个体对环境中的威胁性信息高度敏感，且对负性刺激的知觉阈限低于正常个体。莫格和布拉德利（Mogg & Bradley，1998）的研究支持警觉说的观点，且研究者应用点探测范式考察焦虑个体的注意偏向时，也把此种现象解释为对威胁性刺激的警觉（MacLeod et al., 1986）。

2. 注意解除困难理论

注意解除困难理论认为，对威胁性负性信息表现出的注意偏向是由于个体难以从威胁性刺激中摆脱出来，并不是因为对威胁性刺激高度敏感。解除对威胁性刺激的注意需要更多的认知资源，所以抑制了个体对其他信息的加工，从而对威胁性刺激产生注意偏向。外源性线索任务的研究结果表明，焦虑个体对环境中的威胁性信息难以解除其注意力（Fox et al., 2001; Yiend & Mathews, 2001）。科斯特等（Koster et al., 2004）的研究结果也支持该理论，他们在点探测范式中加入中性刺激配对，从而揭示出现注意偏向是因为个体对环境中出现的威胁刺激难以解除注意，而不是因为对威胁性信息的警觉。进一步说，就是通过比较中性-中性刺激条件与负性-中性刺激条件下的成绩差异，来说明注意偏向是由于个体难以将注意力从威胁性刺激上解除。

3. 注意成分理论

注意成分理论认为，注意具有定向、解除和转移3种成分（Posner et al., 1980）。但究竟哪种成分支持注意偏向，结论尚不一致。有研究者认为，个体的注意偏向主要是由注意定向导致的，也就是说注意被吸引到威胁性刺激的位置或避开威胁性刺激的位置（Bradley et al., 2000）。也有研究者认为，之所以会发生注意偏向，是由于注意解除困难。该理论从动态的角度对注意偏向进行了探讨，但对于情绪障碍个体为何只对特定刺激产生偏向这个问题却难以解释。还有其他研究者发现，与个体心境相关的负性刺激或与自我相关的刺激能产生注意偏向（Dandeneau & Baldwin, 2009）。

4. 图式理论

图式理论由马库斯（Markus, 1977）提出。该理论认为，图式是在经验中获得的认知结构，代表某一类刺激或某一概念的知识，是在记忆中存储的有关各种知识的稳定结构性表征，它指导个体进行认知加工，并决定着信息的加工程度。当刺激信息与图式一致时，则对该类信息的加工就变得更容易，对事件最后的解释是事件与图式之间相互作用的结果（Tresch & Scholl, 1993）。

5. 平行分布加工理论

平行分布加工（parallel distributed processing，PDP）理论认为，并不是注意分配策略导致无关信息得到加工，干扰的形成不依赖于注意分配，偏向只是一种"前注意"或"自动化"的过程。但自动化的过程并不能完全脱离注意控制，由于不同群体的注意控制能力存在差异，情绪障碍患者的注意控制能力较弱，这就是他们更容易产生注意偏向的原因。PDP 理论将自动化过程与注意策略看作一个整体，进而解释为何感觉阈限下的刺激也能产生注意干扰，且认为无论是感觉阈上还是阈下的负性刺激都能引起个体高度敏感，进而产生情绪 Stroop 效应（Williams et al.，2001）。该理论用 3 个变量来解释情绪 Stroop 效应，即通路的处理能力、输入单元在静息状态下的激活水平、对特定输入单元的神经通路控制能力。

三、注意偏向的研究范式

注意偏向的研究范式有很多，比较常用的范式有点探测范式、情绪空间线索范式、视觉搜索范式、情绪 Stroop 范式。这 4 种典型的范式有着不同的作用机制。同时，点探测范式和情绪空间线索范式可以更好地将注意警觉和注意脱离困难两个成分分离出来，因此得到了较为广泛的应用（张禹等，2014）。除这 4 种范式外，还有快速序列呈现任务可以用于研究注意偏向。

1. 点探测范式

点探测范式由麦克劳德等（MacLeod et al.，1986）首先提出。该范式的通用性一般操作模式是，首先在屏幕中央呈现注视点，随后在它的左右两侧同时呈现由威胁刺激和中性刺激组成的威胁-中性刺激对作为线索，之后出现一个探测任务，一般是呈现一个中性目标（比如，点、字母或者箭头），这个中性目标要么出现在威胁所在的位置，要么出现在中性刺激所在的位置，要求被试对中性目标进行反应，即探测任务。探测任务分为两种：一种是判断中性目标出现的位置，即位置判断任务（Carlson et al.，2009）；另一种是属性辨别任务，比如，辨别箭头的方向、目标图形的形状等（Van Damme et al.，2008）。在该范式中，目标出现在威胁线索位置的条件称为一致条件，出现在中性线索位置称为不一致条件。注意偏向表现为一致条件下的反应时短于不一致条件；注意脱离易化（注意回避）表现为一致条件下的反应时长于不一致条件。

按照波斯纳等（Posner et al., 1987; 1990）的观点，空间注意有 3 个加工过程，即注意从当前位置脱离、注意向新的位置移动、注意卷入新位置（Posner et al., 1987; Posner et al., 1990）。由于经典点探测范式本身的特点，它不能区分注意警觉和注意脱离困难这两个过程。这是因为当个体对出现在威胁线索位置的目标反应更快时，存在两种可能的情况：一种是如果被试对威胁刺激出现了注意促进，那么他可以很快地对目标刺激做出反应；另一种是被试对威胁刺激注意解除困难，也会导致被试在一致条件下的反应更快（Clarke et al., 2011），因此这种情况既有可能是注意定向加速，也有可能是注意解除困难。为了克服这个问题，科斯特等（Koster et al., 2006）对该范式进行改进，增加了中性-中性刺激对作为基线条件。将一致条件与基线条件对比，如果在一致条件下被试反应更快，说明被试对威胁刺激产生了注意促进；如果在不一致条件下被试反应更慢，说明被试对威胁刺激产生了注意解除困难。

2. 情绪空间线索范式

情绪空间线索范式是在经典空间线索范式基础上发展起来的一种范式。在经典空间线索范式中，屏幕中央呈现注视点，同时左右视野分别呈现方框。呈现一段时间后，其中一个方框发生变化，变得高亮起来，这就是对某一侧空间的线索化。高亮消失后，在左、右任一方框内随机呈现目标刺激。目标刺激出现在先前线索化的空间位置为有效线索，目标刺激出现在先前没有线索化的空间位置为无效线索。要求被试判断目标刺激出现的位置或类别。

在探讨个体对情绪信息注意偏向的研究中，线索化的操作过程是在左、右任一方框内随机呈现情绪面孔或情绪词，其他过程与经典空间线索范式大致相同。在这种条件下，与非情绪化线索（如中性词或无表情面孔）相比，在情绪化线索（如愤怒表情和威胁相关刺激）条件下，焦虑个体对出现在有效线索位置的目标刺激的探测显著加快，对无效线索位置的目标刺激的探测显著减慢，说明情绪信息会影响人们的空间注意的定向（Bar-Haim et al., 2007）。

在情绪空间线索范式中，通过比较不同情绪效价下有效线索和无效线索条件下的目标刺激反应时，就可以探讨注意偏向的成分。如果被试对有效线索下的情绪目标刺激反应时短于对中性目标刺激的反应时，注意偏向成分即为注意警觉；如果对无效线索下情绪目标刺激的反应时长于中性目标刺激的反应时，注意偏向成分即为注意脱离困难。

一些以高特质焦虑群体（Fox et al., 2001）、高状态焦虑群体（Fox et al., 2002；Yiend & Mathews，2001）和社交恐惧症群体（Amir et al., 2003）等特殊群体为被试的研究仅发现了注意脱离困难现象。科斯特等（Koster et al., 2006）的研究发现，在威胁图片呈现100ms时，高特质焦虑个体对高威胁性图片表现出注意警觉和注意脱离困难现象，但是对低威胁性图片仅表现出注意脱离困难现象，而当威胁图片呈现时间更长（200ms和500ms）时，高特质焦虑个体对两类图片都表现出注意回避现象，因此科斯特等（Koster et al., 2006）认为，图片效价和持续时间都是注意偏向成分的重要调节变量。

3. 视觉搜索范式

视觉搜索范式是在一系列分心刺激中嵌入一个目标刺激，要求被试尽可能地找到目标刺激并对其进行反应（Miltner et al., 2004）。它包括两种类型：一种是目标刺激为威胁性刺激或中性刺激，而分心刺激始终是中性刺激。如果被试对威胁性刺激比对中性刺激的反应更快，那么被试就对威胁性刺激存在注意偏向。另一种为分心刺激是威胁性刺激或中性刺激，而目标是中性刺激。如果被试对前者中性靶的反应比后者中性靶的反应更慢，那么被试就对威胁性刺激存在注意偏向。因为该任务同时呈现了目标和分心刺激，所以观察到的注意偏向可能同时包含了对目标刺激的注意促进和对分心物的注意解除困难（Yiend，2010），无法对两个成分进行分离。

4. 情绪Stroop范式

在该任务中，带有情绪色彩的文字被赋予不同颜色呈现出来（Williams et al., 1996）。被试被要求对这些情绪词的颜色尽快做出反应，同时忽略词本身的意思。研究发现，被试对威胁词语的颜色进行命名时，其反应相较于非威胁词语慢，且正确率低。情绪Stroop效应的解释是威胁性词语捕获了注意，在对其命名的任务上分配的注意就会变少。但是，关于解释也存在争议，一项研究（De & Brosschot，1994）发现，情绪Stroop效应也可以反映认知回避而不是注意偏向。此外，麦克劳德等（MacLeod et al., 1986）发现，消极词的认知过程增加了焦虑的程度，因此使被试的行为反应变慢。一些研究者提出，在情绪 Stroop 任务中，情绪干扰效应（例如，中性和情绪词的颜色命名延迟的差异）的重测信度很低（Strauss et al., 2005）。

5. 快速序列呈现任务

快速序列呈现任务是研究大脑处理成串刺激能力的一种认知实验技术。在快速序列呈现任务中，一系列刺激项目（可以是字母、数字、词语或图片等）在计算机屏幕的同一个位置相继快速地呈现，呈现速率为每秒 6~20 个项目。设定刺激序列中一个或多个项目为靶刺激，有时为了突出靶刺激，通常赋予靶刺激与其他刺激不同的颜色或形态。被试被要求在刺激呈现过程中搜索靶刺激，并在刺激呈现序列后报告靶刺激。该范式反映的是注意资源的时间分配特点，因此通过快速序列呈现任务研究注意和情绪的关系，主要是基于快速序列呈现中特有的注意瞬脱现象。注意瞬脱是指在多重任务的快速序列呈现流中，被试对目标刺激的正确辨认阻碍了其对时间上相近的探测刺激的辨认的现象（该现象大约持续 500ms），因此被用来研究个体注意加工过程的本质和有限性。

四、不同群体的注意偏向研究进展

1. 焦虑个体与恐惧个体的注意偏向

根据信息过程学说的观点，恐惧和焦虑可能由不同认知过程引起，比如，阐释、记忆和注意（Beck & Clark, 1997；Mogg & Bradley, 1998）。焦虑个体被假设在这些认知过程中显示出偏向。与非焦虑个体相比，焦虑个体被认为更倾向于把中性及模棱两可的刺激都看作威胁刺激（阐释偏向），更容易回忆起与焦虑有关的事件（记忆偏向），且在生活中倾向于关注威胁性刺激而不是非威胁性刺激（注意偏向）。对焦虑个体的研究结果和结论比较一致，即无论临床与非临床焦虑患者都表现出对威胁性刺激的注意偏向，而研究发现特质焦虑个体比状态焦虑个体更易关注负性刺激。有研究者使用情绪刺激的返回抑制实验，发现特质焦虑个体对情绪面孔有更长的注视时间（Fox et al., 2001）。在情绪 Stroop 任务中，对不同注意的不同特性的关注由不同焦虑来调节，比如，对情绪信息的普遍和优先选择性注意由状态焦虑调节，对负性情绪刺激的优先性由状态焦虑和特质焦虑共同调节，因此只有个体同时具备两种状态时，才会出现对负性刺激的注意偏向。

关于恐惧个体的注意偏向解释有 3 种观点，分别是威胁特异性观点、广泛威胁性观点和广泛威胁性观点。威胁特异性观点认为，只有某些特定威胁信息才会引起注意偏向（钱铭怡等，2004）；广泛威胁性观点认为，普通的威胁都会引起恐惧患者的注意偏向（陈曦等，2004）；广泛威胁性观点认为，只要是个体关心的信息，无论信息是否具有威胁性，都会引起注意偏向。

2. 抑郁症患者的注意偏向

对抑郁症患者的注意偏向研究存在很多争议，比如，有研究者认为抑郁症患者对威胁性刺激也会产生注意偏向。马修斯和麦金托什（Mathews & Mackintosh, 1998）发现，抑郁症患者对悲伤的刺激表现出注意偏向，会忽视愉快的刺激。另有研究（Gilboa-Schechtman et al., 2004）发现，抑郁被试容易出现对悲伤刺激的注意偏向，同时忽略正性刺激。与正常群体相比，抑郁个体无法排除情绪这个无关因素对性别辨认任务的干扰。但也有研究者认为，抑郁个体不存在对威胁性刺激的注意偏向，例如，麦克劳德等（MacLeod et al., 1986）使用点探测范式发现，抑郁个体并没有出现对威胁性刺激的偏向，焦虑个体才会出现这种偏向。莫格等（Mogg et al., 1997）也发现，对威胁性刺激的偏向由焦虑而非抑郁引起。对于这样的争论，威廉斯等（Williams et al., 2001）提出抑郁症患者不一定在注意功能上出现偏向，偏向可能产生于注意之后的阐释阶段。贝克（Beck）模型和鲍尔（Bower）连接网络模型均认为，焦虑患者和抑郁症患者一样，都会在情绪信息处理过程中产生认知偏向，总的来说焦虑群体对威胁性信息格外敏感，而抑郁群体对悲伤失落等情绪信息格外关注。有研究结果表明，抑郁与对负性信息的抑制缺陷有关。约尔曼（Joormann, 2004）研究了情绪信息的负启动中抑郁症状与对情绪信息抑制功能障碍之间的关系，结果表明抑郁程度高的个体在对情绪词进行效价判别时，没有表现出负启动效应，证实了抑郁与对负性信息的抑制缺陷有关。

3. 消极身体意向患者的注意偏向

消极身体意向是指个体形成对自己身体的消极自我认知，包括对身体生理、心理功能的认知、态度及对行为的影响，它是自我概念的基本成分。个体的消极身体意向的维持原因之一就是对负性信息产生了注意偏向。消极身体意向者又分为多种类型，如饮食失调者、胖负面身体自我者及相貌负面身体自我者。目前，大量研究基于维托塞克和霍朗（Vitousek & Hollon，1990）提出的饮食失调认知模型对胖负面身体自我者或饮食失调者的注意偏向进行了探讨，但对注意偏向的成分未得出一致结论。高笑等（2012）进行的眼动研究发现，胖负面身体自我者对胖图片表现为早期加速探测、注意定向以及最初的注意维持和总体注意维持，对瘦图片仅表现为注意警觉，具体表现为早期加速探测，反应时结果支持实验组对胖图片的注意维持以及对身体图片的注意脱离困难。寇慧等（2015）的研究发现，相貌负面身体自我的女性对消极相貌词表现出警觉－脱离困难的注意偏向模式。斯托尔马克和托基尔德森（Stormark & Torkildsen，2004）发现，与中性刺激相比，有身体意向障碍的实验组被试对与身体、食物相关的语义刺激和图片均表现出显著的 Stroop 效应。

4. 注意偏向的研究进展

有研究表明，如果威胁性刺激超过了一个特定阈限，就会引起正常个体的注意偏向。之前，有研究使用了点探测范式，但没有得出正常个体对负性情绪刺激的注意偏向现象，可能的原因是点探测任务的实验材料与任务执行操作是相对独立的，另外点探测测量的只是一个时间点上的注意分配情况，但对这一时间点之前或之后的注意改变的现象无从得知（高笑，陈红，2006）。库珀和兰顿（Cooper & Langton，2006）改变了靶刺激与探测刺激的时间间隔，从原来的 500ms 变为 100ms，原因是 500ms 太长，实际上注意分配早在 500ms 之前就已经发生了。研究结果显示，不同时间间隔下，被试的注意偏向出现了相反的情况：当间隔时间为 100ms 时，被试对负性刺激存在注意偏向，并且对正性刺激存在回避的现象；在 500ms 时，被试出现对负性刺激解除困难的现象，并对正性面孔出现警觉。总的来说，在注意分配的早期，被试总是关注那些相对有威胁性的信息。科斯特等（Koster et al.，2004）用高度威胁性图片作为材料，使用点探测范式，发现显著的一致性效应（congruent effect），同时说明个体对威胁性刺激的一致性效应不是由于对威胁性刺激的警觉而是注意脱离困难。威尔逊和麦克劳德（Wilson & MacLeod, 2003）使用中度威胁性与高威胁性图片为材料，发现高威胁性图片能在所有个体中引起显著的注意偏向（转引自：Mogg & Bradley, 2016）。

沃特斯等（Waters et al., 2004）应用点探测范式将注意偏向的研究扩展到正常儿童群体，结果发现，无论是焦虑障碍儿童还是正常儿童（9~12岁），均表现出在一致性条件下对探测刺激的反应要明显快于不一致条件，并且两组儿童各自对威胁性刺激的注意偏向分数要明显高于对愉快刺激的偏向分数。这说明正常儿童也出现了对威胁性刺激的注意偏向，正常儿童与焦虑儿童的注意偏向分数的差异不显著。谷莉和白学军（2014）研究发现，幼儿（3~5岁）对愤怒和恐惧表情的注视最多，而成年人对高兴表情的注视最多。这一结果符合社会情绪选择观点，说明情绪选择与生存环境相关，当前社会互动依存性决定了情绪选择并非固定在原始进化阶段，仍处在进化中。

已有证据表明，情绪信息的加工过程存在显著的年龄差异。关于情绪刺激注意加工的年龄差异，施特罗伊贝尔等（Streubel et al., 2011）的研究结果表明，老年人的注意和记忆存在积极效应。在施特罗伊贝尔等的研究中，其选用52名青年人和52名老年人评价国际情感照片系统的172张照片，结果发现，不同年龄被试对不同情绪唤醒图片、不同效价的评价存在显著差异。对正性图片愉快的反应比例与对负性图片不愉快的反应比例的年龄差异，以及不愉快和愉快反应程度的年龄差异表明，老年人的主观情绪反应的积极影响在高度唤醒条件下减少。还有证据表明，积极效应可能仅限与老年人相关性高的刺激，而相关性低的刺激的积极效应要大打折扣。

5. 注意偏向的积极效应

积极效应有助于个体达到理想的结果（Fredrickson, 2001）。研究者发现，高水平的积极情绪状态与更高的收入、更成功的社交互动以及更长的寿命息息相关（Lyubomirsky et al., 2005）。关于积极情绪状态可帮助个体达到预期结果的机制，一般而言，情绪认知框架强调情绪一致性的处理，无论是与判断（Schwarz & Clore, 1983）、记忆（Bower, 1981）还是决策（Peters et al., 2006）相关。通过这个推理可知，积极的情绪状态应该有助于个体选择性地关注所期望的环境特征，而这样的选择性效应反过来又可以解释为什么积极的情绪状态有助于达到积极的结果。尽管许多情绪认知框架唤起认知偏向过程与注意、编码和自动传播激活相关，但支持这种框架的数据通常涉及相对"下游"的属性，如判断或行为，然而后一种结果是相对复杂的。从认知的角度来看，如何解释这些结果，还存在理论上的争议。因此，塔米尔等（Tamir et al., 2007）进一步探究了哈尔贝施塔特和尼登塔尔（Halberstadt & Niedenthal, 2001）关注的情绪状态的早期认知效应，这有助于理解情绪状态为什么会产生下游效应。具体来说，塔米尔等研究了积极的情绪状态在选择性注意任务中将注意力偏向奖励性刺激的可能性，这个假设是根据先前的理论以及涉及社会认知、情绪状态和选择性注意的数据来讨论的。

对于社会认知和选择性注意来说，无论何时，环境都是由各种各样的刺激和线索组成的。为了有效地管理线索的多样性，个体需要选择某些刺激而不是全部刺激来进行进一步的处理，并且这样的选择操作对理解认知和社会认知结果有着重要作用（Pashler et al., 2001）。选择性注意就像聚光灯照亮特定的刺激或暗示，同时忽略那些在其他无关空间位置的信息。被个体选定的刺激可以获得认知有限的处理资源，反过来使得这些被选定的刺激更有可能指导后续的判断和行为。法齐奥等（Fazio et al., 1994）发现了在态度相关刺激偏好及在态度一致性上的判断偏好中的态度选择注意偏向，更广泛地说，对选择性注意的操作可以根据不同信息来源的"显著性"来进行概念化。显著的消极和积极的信息对个体的判断、情绪和行为的社会认知研究具有重大意义（Wentura et al., 2000）。尽管不同的研究已经以不同的方式对显著性进行了定义，但一般的观点是，选择（对非选择）信息的来源在预测社会认知结果变量中更为重要。因此，选择性注意过程对社会认知结果尤为重要，此过程会决定之后的判断、情绪及行为（Fiske & Taylor, 1991），这些因素可以引导研究者去关注情绪状态和选择性注意之间的关系。

选择性注意过程可以解释许多情绪状态的下游效应。如果负面情绪状态与避免不良情绪的结束倾向相关联，则会提高不愉快信息的显著性；如果积极情绪状态与倾向接近期望结束阶段有关，则可能会提高不愉快信息的显著性。这种与情绪相关的处理倾向可能建立在选择性注意过程的基础之上，这种过程应该有利于处理消极情绪状态下的不良刺激以及积极情绪状态下的预期刺激

（Watson，2000）。尽管这两个假设似乎都是合理的，但迄今为止的文献只支持消极情绪状态和有利于威胁信息的选择性偏见之间的关系。实际上，大多数关于情绪和选择性注意的文献是由临床研究者提供的，他们一直关注的是焦虑和抑郁相关状态中选择性注意偏向的作用（Bradley et al.，1998；Williams et al.，1997a）。也就是说，与威胁性刺激有关的选择性注意偏向和焦虑障碍有关，有效的心理治疗可以缓解这种偏向，并且与焦虑相关状态呈因果关系。

迄今为止，大量研究结果表明，负性情绪状态会使被试将注意力偏向于选择性注意任务中的威胁性信息，但积极情绪状态是否同样将注意力偏向正性的刺激是一个悬而未决的问题（Bradley et al.，1998；Fox et al.，2000；Yiend，Mathews，2001）。一方面，情绪状态下的偏向效应可能来自情绪一致性和激励框架；另一方面，选择注意中的偏向可能主要来自负性情绪状态。威胁性刺激被认为对个体是有益的，但与奖励性刺激相关时就未必有利于个体（LeDoux，1996；Robinson，1998）。事实上，积极效应的代表观点认为，与负性影响相比，积极影响更少受到注意力和行为反应的束缚，因此，从之前的框架来看，人们期望产生积极的影响时会自动地将注意力偏向于积极刺激（Fredrickson，2001）。然而，关于消极或积极情绪状态下个体接近和避免相关目标刺激而言，当个体预期正性情绪状态下自己可以获取环境中的有益刺激，那么也会产生注意偏向（Carver，2001）。同时，情绪一致性框架理论倾向于积极情绪状态和消极情绪状态下的注意偏向是相似的，也就是说注意的偏向与情绪相一致的刺激符合。尽管这些框架通常是以选择性注意过程为假设前提的，但研究者预测的理论基础是积极的情绪状态可能会将注意偏向积极的或有益的刺激。

根据鲍尔（Bower）的网络模型和相关网络模型理论，个体是通过激活情绪一致的语义记忆表征来影响认知的，然而该模型强调信息处理的后期阶段，如与记忆和判断相关的信息处理阶段，而不是对与感知和注意有关的早期阶段进行预测（Forgas，1995）。在鲍尔的理论基础之上，哈尔贝施塔特和尼登塔尔（Halberstadt & Niedenthal，2001）分析情绪状态是否能主导与词汇决策和单词发音任务相关的项目时发现，此结果涉及的是词汇读取过程而不是选择性注意；其次，更重要的理论依据是，模型和数据与非常具体的启动效应有关，在这种启动效应中，情绪状态被认为是主动获取当前情绪状态的同义词（例如，正性情绪状态中的"愉快"一词），但不是其他一些更宽泛的词语材料（例如，正性情绪状态中的"性别""智慧"等词）。因此，这个语义过程模型或许不能预测更广泛的选择性效应，所以塔米尔等（Tamir et al., 2007）的研究中使用特定刺激（如"开心""称赞"）来代替正性情绪的同义词。

第三节 创伤后应激障碍青少年的注意偏向

一、创伤后应激障碍青少年注意偏向的特点

近年来，关于不同类型成人 PTSD 个体对情绪信息注意偏向的研究比较多，主要探讨了战争（Ashley et al., 2012）、儿童期虐待（Cassiday et al., 1992；Fani et al., 2010）、交通事故（Bryant & Harvey, 1995；Thrasher et al., 1994）、人际关系暴力（Depierro et al., 2013）以及自然灾害（Jiang et al., 2009）等方面，对 PTSD 儿童青少年的研究则比较少，因此关于 PTSD 儿童青少年的注意偏向加工特点、机制尚不清楚。

目前，对 PTSD 儿童青少年注意偏向的研究主要关注交通事故和暴力事件（Moradi et al., 1999；Dalgleish et al., 2001）、儿童期虐待（Freeman & Beck, 2000；Pine et al., 2005）、地震（王海涛等，2012；Zhang et al., 2014）等方面。马瑟等（Mather et al., 2004）的一项 fMRI 研究结果表明，个体对情绪刺激的加工特点随年龄的变化而变化（Mather et al., 2004）。托马斯等（Thomas et al., 2001）的研究发现，与成人相比，儿童对中性面孔在杏仁核的激活水平高于恐惧面孔（Thomas et al., 2001）。托恩等（Tone et al., 2007）的研究发现，与心境障碍成人对情绪信息加工的特点相似，焦虑儿童加工威胁性信息时的杏仁核激活水平较高（Tone et al., 2007）。

莫拉迪等（Moradi et al., 1999）采用情绪 Stroop 范式进行了研究，实验组被试为 23 名 9~17 岁的 PTSD 儿童青少年（交通事故和暴力事件），控制组为 23 名正常儿童青少年，研究材料有 5 种词汇，分别为积极词汇、中性词汇、抑郁相关词汇、一般威胁词汇和创伤相关词汇。结果表明，与控制组相比，PTSD 组对创伤词汇颜色判断的反应时显著长于中性词汇，表明 PTSD 儿童青少年对创伤词存在明显的注意偏向。所罗门等（Solomon et al., 2012）的

研究要求 36 名 5~7 岁儿童被动观看复杂的情绪图片和中性图片，结果表明儿童与成人的结果相似，儿童对正性和负性图片反应的晚正成分波幅显著大于中性图片，并且儿童的恐惧特质得分越高，对负性图片和中性图片反应的晚正成分的差异就越大，并认为晚正成分可作为个体对情绪信息加工个体差异的有效测量方式。

达格利什等（Dalgleish et al.，2001）采用点探测范式，对 24 名 9~17 岁 PTSD 儿童青少年（交通事故和暴力事件）进行了研究，控制组为 24 名正常儿童青少年，实验材料为躯体威胁词汇、社会威胁词汇和抑郁相关词汇。结果表明，PTSD 组对社会威胁词产生了注意偏向，对抑郁相关词产生乐注意回避，对躯体威胁词没有表现出注意偏向。弗雷曼和贝克（Freeman & Beck，2000）采用情绪 Stroop 范式，被试为 20 名 11~17 岁遭受性虐待的 PTSD 青少年、13 名有性侵经历的非 PTSD 青少年和 20 名正常青少年，材料分别为性虐待、发展相关（信任、隐私和亲密等）、威胁性、积极和中性词汇，结果表明 PTSD 组对性虐待和发展相关词汇的 Stroop 干扰效应显著大于非 PTSD 组，PTSD 组对所有词汇颜色命名的反应时长于控制组，且三组青少年对性虐待相关词都表现出了显著的 Stroop 效应，表明 PTSD 组、非 PTSD 的创伤暴露组和控制组对创伤信息都存在注意偏向。派因等（Pine et al.，2005）采用点探测范式，对 34 名 7~13 岁躯体遭受虐待的 PTSD 儿童和 21 名正常儿童进行了研究，材料为负性（生气）表情图片、中性表情图片和正性表情图片，结果表明 PTSD 儿童对负性表情图片存在明显的注意回避现象，且注意回避程度与躯体虐待程度呈正相关。

王海涛等（2012）采用线索提示任务探讨了 PTSD 青少年对威胁图片注意偏向的时间进程特点，以汶川的 PTSD 青少年和创伤控制组为被试，以地震图、负性图和中性图为实验材料，呈现时间分别为 100ms、500ms 和 1250ms。结果表明，当图片呈现 100ms 时，创伤控制组对地震图存在注意警觉；当呈现时间为 500ms 时，两组被试对负性图和地震图存在注意回避；当呈现时间为 1250ms 时，PTSD 组对负性图仍存在注意回避，对地震图的注意偏向消失，创伤控制组对负性图和地震图的注意偏向均消失。因此可以推断，PTSD 青少年对地震图的注意偏向开始于 100ms 之前，在 100~500ms 这个阶段，所有的被试均完成了从注意警觉到注意回避的转换，符合警觉-回避模式。在整个时间段内，

PTSD 青少年对威胁图片的注意呈现出警觉—回避—解除困难—偏向（警觉）的循环往复（王海涛等，2012），但是该推断缺乏直接研究证据的支持。

在 5·12 汶川地震后不久，张妍等（Zhang et al.，2014）采用点探测范式探讨了 13 名地震创伤暴露青少年（14～17 岁）和 13 名控制组青少年对创伤相关信息的注意加工特点，材料为地震词和中性词，词对呈现时间为 14ms，结合 ERP 技术测量创伤暴露青少年对创伤信息的阈下加工特点。行为结果表明，暴露组青少年在一致条件下的反应时显著短于不一致条件。ERP 结果表明，暴露组由目标刺激诱发的 C1、P1 成分潜伏期更短，C1、P1 和 P2 波幅更大。二者结合表明，即使是对那些经历创伤事件、但没达到 PTSD 的诊断标准的青少年来说，地震事件也会导致他们对地震信息出现明显的注意偏向现象。

二、创伤后应激障碍青少年注意偏向的研究进展

（一）创伤后应激障碍青少年注意偏向的研究问题

综合已有关于 PTSD 个体认知加工的研究，其主要探讨了两个方面的问题：一方面，探讨了 PTSD 个体在不同类型认知加工任务中的差异，以此探讨创伤事件对个体的影响；另一方面，探讨了基于认知加工的 PTSD 个体干预方法。

关于 PTSD 个体注意加工的研究，主要分为以下几个方面。

一是 PTSD 患者与正常健康被试的对比研究。此类研究目前得到的一致性结论是，PTSD 患者出现注意受损，其注意任务的成绩表现均不如健康被试。比如，一项研究（Scrimin et al.，2009）探讨了恐怖袭击 20 个月后儿童的注意、记忆和视空任务的成绩，发现有过恐怖袭击经历的儿童在各个任务上的成绩均显著低于控制组儿童。贝尔斯等（Beers et al.，2002）的研究发现，PTSD 儿童在 Stroop 色词任务中的成绩显著低于控制组儿童。

二是研究 PTSD 患者注意加工过程中的抑制能力和激活能力，以此来探讨创伤事件对个体抑制能力和激活能力的影响。比如，阿芒戈尔等（Armengol et al.，2003）的研究探讨了 PTSD 患者的干扰抑制能力和目标激活能力，结果表明，PTSD 患者在抑制干扰刺激上的成绩显著低于控制组，而在目标激活上的成绩与控制组没有差异，表明重大创伤事件只损害了个体的抑制能力，但没有损害

个体的激活能力。

三是关注创伤事件对 PTSD 患者注意选择性和注意分配性的影响。比如，德普林斯等（Deprince et al., 2008）首先对 PTSD 患者的症状严重程度进行了区分，然后采用 Stroop 任务考察不同创伤程度患者的注意选择性和注意分配性。结果表明，重度 PTSD 患者在注意分配任务中抑制干扰刺激的成绩较好，而在注意选择任务中抑制干扰刺激的成绩较差；轻度 PTSD 患者则表现出相反的模式。对于这种模式上的差异，他们认为可能是不同程度 PTSD 患者的执行控制能力存在差异所致。

四是关注 PTSD 患者对不同性质材料的注意加工特点，此类研究的目的是揭示信息内容与 PTSD 症状的关系。比如，温根费尔德等（Wingenfeld et al., 2009）的研究控制了实验材料的情绪效价和材料与被试的相关性。实验材料分为 4 种：负性，与被试的过往经历有关，且与其当前状态存在相关；负性，与被试的过往经历有关，但与其当前状态无关；负性，与被试过往经历无关；中性词。研究发现，当实验材料是负性、与被试的过往经历和当前状态均有关时，其干扰效应最大。他们还发现，对于 PTSD 患者来说，只有当与个体相关的信息处于注意中心时，个体的抑制能力才会下降。

（二）已有研究存在争论的原因

从目前掌握的资料来看，国内关于 PTSD 与注意加工的研究较少，只有一些研究探讨了 PTSD 患者的注意加工过程，且系统性研究不足。从目前的研究来看，研究者很少从注意加工的时程角度探讨 PTSD 患者的注意加工特点。通过上述研究可以看出，目前 PTSD 青少年注意偏向的研究结果还存在不一致性，可能的原因有以下几个。

1. 创伤事件的来源存在差异

在莫拉迪等（Moradi et al., 1999）和达格利什等（Dalgleish et al., 2001）的研究中，PTSD 患者的创伤来自交通事故和暴力事件两方面，具有一定的混淆性。在弗雷曼等（Freeman et al., 2000）和派因等（Pine et al., 2005）的研究中，PTSD 患者的创伤来源于虐待。在另一些研究（王海涛等，2012；Yang et al., 2014）中，PTSD 患者的创伤来源于自然灾害。不同创伤事件引起的

PTSD 症状存在一定差异，从而导致被试对不同类型信息的注意偏向存在差异。同时，不同研究之间的被试选择差异较大，大多数研究的被试为确诊的 PTSD 患者，个别研究采用了创伤暴露但不符合 PTSD 诊断标准的被试。

2. 实验材料方面的差异

不同类型的创伤相关词汇、威胁表情以及创伤相关图片的唤醒程度不同，也会影响 PTSD 患者的注意偏向特点。为降低此类研究中由创伤来源、被试群体和实验材料差异而造成的实验结果的混淆性，本次研究以 5·12 汶川地震为单一创伤来源，选取年龄跨度为 13～17 岁的青少年为被试，全面探讨 PTSD 青少年对不同情绪信息注意偏向的特点。

3. 注意偏向的加工时程存在差异

目前，大多数关于 PTSD 患者注意加工的研究集中于 PTSD 患者是否发生注意偏向，而关于 PTSD 患者对创伤相关信息注意偏向时程特点的研究比较少。王海涛等（2012）通过设计不同的材料呈现时间，探讨了地震 PTSD 青少年对威胁图片注意偏向的时间进程特点。结果表明，当图片呈现 100ms 时，创伤控制组对地震图存在注意警觉；当呈现时间为 500ms 时，地震 PTSD 青少年和创伤控制组被试均对负性图和地震图存在注意回避；当呈现时间为 1250ms 时，PTSD 组对负性图仍存在注意回避，对地震图的注意偏向消失，创伤控制组对负性图和地震图的注意偏向均消失。由此可以推断，PTSD 青少年对地震图的注意偏向开始于 100ms 之前，在 100～500ms 这个阶段，所有的被试均完成了从注意警觉到注意回避的转换，符合警觉-回避模式。在整个时间段内，PTSD 青少年对威胁图片的注意呈现出警觉—回避—解除困难—偏向（警觉）的循环往复，但是该推断缺乏直接研究证据的支持，并不能证明在 100ms 前 PTSD 组对地震图的警觉现象以及 500～1250ms PTSD 组对地震图的注意脱离困难现象。张妍等（Zhang et al.，2014）采用 ERP 技术进行的研究，则弥补了王海涛等研究的不足。ERP 研究的时间分辨率高，能很好地捕捉到 PTSD 患者对地震信息加工的时程特点，但是在张妍等（Zhang et al.，2014）的研究中，材料呈现时间为阈下呈现，无法呈现 PTSD 患者在意识水平上对地震词的加工特点。因此，关于 PTSD 个体对创伤信息注意偏向的加工时程特点，还需要进一步探讨。

第四章

创伤后应激障碍少年对创伤信息注意偏向的行为特征

第一节 创伤后应激障碍患者的注意偏向

PTSD 的认知加工模型表明，增加对于危险信息的注意会保持甚至触发诸如侵入性回忆、闪回、注意集中困难、回避行为等 PTSD 症状（Ehlers & Clark，2000；Kimble et al.，2010）。注意是信息加工过程的早期阶段，因而注意偏向对后续的信息加工过程有极大的影响。已有研究表明，PTSD 患者对危险性信息存在注意偏向（Beck et al.，2001；Bryant et al.，1995；Cassiday et al.，1992；Harvey et al.，1996）。还有一些研究研究表明，PTSD 患者对创伤相关词汇不存在注意偏向（Bremner et al.，2004；Devineni et al.，2004；Shin et al.，2001）。

注意加工的警觉-回避模型认为，焦虑的个体开始时对创伤性刺激是一种保护性的警觉反应，随后又回避对创伤相关信息的进一步编码和精细加工，出现有意遗忘，尽力回避这些威胁相关信息，以缓解其焦虑状态（Mogg et al.，1987）。也有一些研究结果不支持警觉-回避模型的观点，近年来更多的 PTSD 相关研究表明，PTSD 患者对危险性刺激表现出注意解除困难。皮内莱斯等（Pineles et al.，2007，2009）对退伍军强奸受害者的研究表明，高 PTSD 症状水平个体不能立刻察觉危险性刺激，且难以从相关刺激中解除注意。

关于对焦虑症患者的注意过程机制的解释有很多，然而多数研究是通过间

第四章
创伤后应激障碍少年对创伤信息注意偏向的行为特征

接测量反应时、正确率等行为指标的行为实验展开的，实验结果反映的是注意发生后的情况，不能直观地显示被试注意加工过程特点和规律。眼动追踪技术作为一种非侵入、持续地测量眼动的手段，可以使研究者直接观察到注意转移、注意加工、注意解除的全过程（Hermans et al.，1999）。以往的研究者将眼动技术用于对抑郁症、强迫症、特殊恐惧症患者的研究中，这些研究表明，强迫症（Armstrong et al.，2010）和抑郁症（Kellough et al.，2008）患者表现出注意维持偏向效应，特殊恐惧症患者表现出对危险线索更快地警觉与回避。

采用眼动追踪技术探讨 PTSD 个体对外界信息加工的研究还没有得出一致性结论。布赖恩特等（Bryant et al.，1995）将眼睛初始注视点作为考察被试注意警觉的眼动指标。实验在屏幕的 4 个角落呈现危险性语词或中性语词，结果表明，有 PTSD 症状的摩托车事故幸存者较无有过头部受伤历史的 PTSD 被试表现出对危险性语词更高的注意警觉。金布尔（Kimble et al.，2010）等关于注意警觉与维持的研究发现，向被试呈现危险性刺激图片（创伤相关/其他负性）和一般刺激图片，相较低 PTSD 症状的被试，高 PTSD 症状的被试对危险性刺激图片的注意时间更长，对创伤相关图片更警觉。

本章通过对地震后幸存者对地震相关信息注意偏向的时间进程进行研究，进一步探究地震创伤后个体的注意加工机制，对有 PTSD 症状的地震后幸存者组、无 PTSD 症状的地震后幸存者两组人群的注意偏向进行比较。与以往那些采用"PTSD 患者与正常人群对比模式"的研究不同的是，本研究在已有的对比模式基础上，进一步将经历创伤事件的人群分为 PTSD 群体与非 PTSD 群体，这样可以更为准确地探讨 PTSD 群体的注意偏向加工特点。如果创伤经历非 PTSD 群体表现出了注意偏向，则可以推断出注意偏向很有可能是由重大突发事件的创伤经历导致，因而他们也将比从未经历过重大突发事件的人群更容易出现相关的心理和精神问题。

在实验材料方面，不同于以往的实验多采用的危险性创伤刺激和中性刺激两种材料，本次研究将危险性创伤刺激进一步细分成了地震刺激和暴力情景刺激两种。其中，暴力情景刺激由女性遭受男性虐待的图片组成，以此进一步探讨地震刺激和暴力情景的一般负性刺激影响的异同，从而了解突发事件后人群对负性信息的注意偏向是否会由创伤相关刺激泛化至一般负性刺激。

本章中的两项研究分别采用经典反应时法和眼动追踪技术，采用这些方法可以实时、动态地监测个体观看地震相关场景图片时眼睛注视位置的变化轨迹，以此探讨个体对地震相关场景加工时的注意变化规律。与其他方法相比，该方法具有非常高的生态效应和实时性，可以更加客观地揭示出个体的视线变化特征，进一步推测其心理变化规律。基于以往的研究（Bryant et al., 1995; Kimble et al., 2010)，笔者提出以下假设：与非 PTSD 青少年相比，PTSD 青少年对创伤相关信息会表现出更高的警觉，且更难从创伤相关信息中解除。

第二节 创伤后应激障碍青少年对创伤信息注意偏向的行为表现

一、创伤后应激障碍青少年对创伤信息注意偏向的研究过程

（一）PTSD 青少年的筛选

本节采用经典的反应时记录法，探讨 PTSD 青少年与地震暴露非 PTSD 青少年对地震相关信息、一般情绪信息的注意偏向模式。

首先，对 5·12 汶川地震灾区绵竹市某乡镇中学 947 名在校初中生进行 PTSD 筛查。地震暴露 PTSD 组纳入标准如下：①亲身经历过 5·12 汶川地震；②符合 DSM-5 中的 PTSD 诊断标准，有 1 个闯入症状、1 个回避症状、2 个认知与情绪负性改变以及 2 个唤起与反应性改变症状的得分等于或大于 2，筛查为 PTSD 候选人群（Wang et al., 2015)，并由当地市级三甲医院精神科医生进行了确诊。排除标准如下：①排除重性精神疾病患者；②排除智力低下者；③排除那些由非地震事件引起的具有 PTSD 症状的个体。地震暴露非 PTSD 组纳入标准如下：①亲身经历过 5·12 汶川地震；②不符合 PTSD 诊断标准。排除标准如下：①排除重性精神疾病患者；②排除智力低下者。

根据纳入和排除标准，以及被试的性别、年龄和父母婚姻状况等匹配标准，最终得到 PTSD 组 28 人（13～17 岁，14 名男性，14 名女性)，非 PTSD 组 28 人（13～17 岁，14 名男性，14 名女性)，控制组 28 人（13～17 岁，15 名男性，13 名女性)。所有被试身体健康，无色盲、色弱，熟悉相关电脑操

作。在充分了解实验内容后，被试自愿参加实验，所有被试家长或监护人签署知情同意书，实验后给予其相应的报酬。本次研究正式开始前，研究方案通过了该地区医院医学伦理委员会的审核及批准。

（二）情绪与地震图片评定与选择

实验采用的图片材料选自国际情绪图片系统（International Affective Picture System，IAPS）、中国情绪图片系统（Chinese Affective Picture System，CAPS）和网络，其中地震相关图片 20 张，一般负性图片 20 张，正性图片 20 张、中性图片 80 张，将其制作成大小相同（1024×768 像素）、亮度相同的图片，请 30 名在校大学生分别对这些图片的唤醒度、愉悦度进行 9 点量表评定，从 1 到 9 表示愉悦程度、兴奋程度越来越高。根据评定结果，最后选定地震高相关图片 4 张、地震低相关图片 4 张、一般负性图片 4 张、中性图片 16 张、正性图片 4 张。请 32 名大学生对 5 类图片的唤醒度和愉悦度进行 7 点评定，结果见表 4-1。

表 4-1 实验材料评定结果

图片类型	唤醒度		愉悦度	
	M	SD	M	SD
地震高相关	6.55	0.23	2.12	0.27
地震低相关	6.21	0.26	2.16	0.31
一般负性	5.78	0.21	2.25	0.38
中性	2.48	0.19	4.29	0.35
正性	5.27	0.27	6.37	0.36

统计分析发现，所选材料符合实验设计要求。将这些图片组成地震高相关-中性、地震低相关-中性、一般负性-中性、正性-中性和中性-中性 5 种条件，每种条件下各有 4 对图片，对图片呈现位置进行左右平衡。

（三）行为数据采集的设计与过程

本次实验为 2（被试组别：PTSD、非 PTSD）×5（图片类型：中性、正性、负性、地震低相关、地震高相关）的二因素混合设计，因变量为反应时。

实验采用 Thinkpad T430 笔记本电脑，14.1 寸显示屏，1G 独立显卡。实验采用 E-prime2.0 软件进行编程和呈现。被试坐于一间隔音、匀光的实验室内，眼睛正对屏幕中心，眼睛距离屏幕中心约 70cm。

实验流程见图 4-1。每个试次开始时，白色背景的屏幕中心呈现一个注视点"+"500ms，然后在屏幕中心两侧分别呈现一张情绪图片和中性图片 500ms。词汇消失后，呈现白屏 200ms，然后在其中一个图片出现过的位置上呈现一个"●"，且在两个位置上呈现的次数相同，被试判断"●"位置并按键反应，"●"在屏幕中心的左边则按"Z"键，"●"在屏幕中心的右边则按"M"键，要求被试尽量又快又准确地进行按键反应。如果被试在 2000ms 内没有按键，则自动开始下一个实验，最后呈现 1000ms 的空屏。正式实验开始前，先让被试进行 4 个试次的练习，正式实验共 40 个试次。为平衡顺序误差，5 种情绪图片对随机呈现，完成整个实验总共大约需要 15 min。

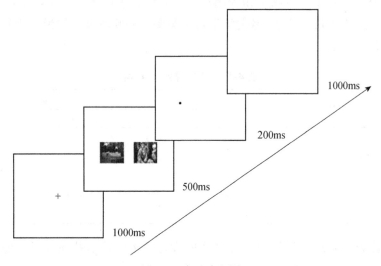

图 4-1　实验流程图

将被试的正确率和反应时数据输入 SPSS17.0 进行统计分析。删除被试反应错误的试次和存在极端反应时间的数据（<100ms 和>1000ms），并剔除 3 个标准差以上的反应时数据，约 2%的试次数被剔除。各个实验条件下的正确率无差异。

二、创伤后应激障碍青少年对创伤信息注意偏向的量化分析

被试在各实验条件下的反应时结果见图4-2。重复测量方差分析结果表明，材料类型主效应显著[$F(4, 58)=34.30$, $p<0.001$, $\eta^2=0.372$]，表明两组被试在不同类型材料条件下的反应时存在显著差异；进一步简单效应分析发现，被试在地震高相关条件下的反应时显著长于其他条件，其他条件之间的差异不显著。组别主效应显著[$F(1, 58)=6.58$, $p<0.05$, $\eta^2=0.102$]，PTSD青少年的反应时显著长于非PTSD青少年。材料类型和被试类型的交互作用不显著[$F(1, 58)=3.37$, $p>0.05$]。

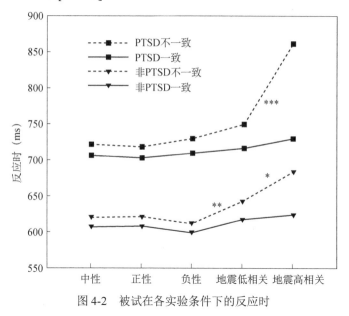

图4-2 被试在各实验条件下的反应时

本次实验使用点探测范式，通过记录被试的反应时探究PTSD群体的注意偏向特点。反应时结果表明，PTSD组在地震相关图条件下的反应时显著长于其他条件，在一般负性图条件下的反应时差异不显著，表明PTSD患者对地震相关图存在明显的注意偏向效应；非PTSD组在一般负性图条件下的反应时显著短于地震相关图条件，表明非PTSD组对负性图都存在注意回避现象。

派因等（Pine et al., 2005）采用点探测范式发现了PTSD儿童的注意回避现象。本次研究结果表明，PTSD青少年对地震相关图表现出注意警觉-脱离困难现象，实验结果的差异可能是创伤源的不同引起的。在派因等的研究中，

PTSD 创伤源为躯体虐待，本次研究中 PTSD 被试的创伤源为地震创伤，分别对应本次实验中的一般负性图片和地震相关图片。同时，在派因等的研究中，PTSD 创伤源为躯体虐待，属于个体创伤事件，这些事件在生活中发生的频率比较高，PTSD 儿童有可能是先对威胁刺激产生朝向反应，然后迅速出现躲避行为，这种自我防御机制阻止了习惯化的形成，造成焦虑状态的持续。本次研究中 PTSD 被试的创伤源为自然灾害，属于群体创伤事件，爆发的频率很低，并且发生后得到社会的广泛关注和支持，由此造成了 PTSD 青少年的注意警觉-脱离困难机制。本次研究结果与塔加维等（Taghavi et al., 1999）的研究结果一致，两项研究都发现 PTSD 组儿童和青少年对创伤词存在明显的注意偏向，未泛化至一般威胁词汇。综上所述，创伤事件导致 PTSD 儿童青少年对负性信息的注意偏向仅体现在创伤信息方面，未出现泛化现象。

另外，皮内莱斯等（Pineles et al., 2009）采用视觉搜索范式，以遭受性侵犯的 PTSD 女性为被试，以创伤词汇、一般威胁词汇和中性词汇为材料，发现 PTSD 患者仅对创伤词汇表现出注意偏向现象，这是由于创伤信息激活了 PTSD 患者的创伤记忆，使个体处于高唤醒状态且难以从中脱离出来，这也许是 PTSD 症状维持的关键性因素。

综合来看，本次研究得到如下结论：PTSD 青少年对创伤事件信息表现出显著的注意偏向，支持了"注意脱离困难"模式。

第三节　创伤后应激障碍青少年对创伤信息注意偏向的眼动特征

一、创伤后应激障碍青少年对创伤信息注意偏向的眼动评估

已有研究采用反应时法探讨了不同类型刺激条件下 PTSD 个体的注意偏向，结果支持了注意偏向的"注意脱离困难"模式。但是，反应时只能反映整个加工结果的差异，无法体现出具体加工过程的变化情况，因此本次研究在其基础上采用眼动追踪技术，进一步探讨了 PTSD 个体对不同类型材料的注意偏向加工过程的视线实时变化特征。

研究对象同本章第二节。在第二节研究的基础上，对实验材料进一步进行整合，其中地震低相关图片与地震高相关图片合并为地震相关图片，由于前面研究发现正性图片与中性图片的注意偏向无显著差异，因此去除了正性图片。实验采用 SMI RED250 型眼动仪，采样率为 250Hz，记录空间精度小于 1 度视角，刺激图片通过 19 英寸（1 英寸≈0.0254 米）显示器呈现。

实验采用 3（图片类型：地震图、一般负性图、中性图片）×2（组别：PTSD 组、非 PTSD 组）的二因素混合设计。眼动指标为兴趣区的首次到达时间、首次加工时间。

首次到达时间是指图片呈现后，被试的注视首次进入该区域之前的所有时间。在本次研究中，该指标反映的是被试对目标区域的警觉情况，值越小，表明被试对该区域越警觉。

首次加工时间是指被试对某个区域第一次进行加工对时间，即从视线第一次进入该区域算起到第一次离开这个区域之间的时间。在本次研究中，该指标反映了被试对该区域的注意脱离情况，值越大，表明被试对该区域的注意脱离困难现象更显著。

二、创伤后应激障碍青少年对创伤信息注意偏向的眼动量化分析

被试在不同图片类型下的反应时见表 4-2。重复测量方差分析发现，图片类型主效应显著，$F(2, 58)=24.30$，$p<0.01$，$\eta^2=0.372$，两组被试对地震相关图条件下的反应时（394ms）显著长于一般负性图（372ms）；被试组别的主效应显著，$F(1, 58)=6.58$，$p<0.05$，$\eta^2=0.102$，PTSD 组被试的反应时（381ms）显著长于非 PTSD 组（370ms）；图片类型和被试组别之间的交互作用不显著，$F(1, 58)=1.03$，$p>0.05$。

表 4-2 被试在不同图片类型下的反应时 （单位：ms）

图片类型	PTSD 组		非 PTSD 组	
	M	SD	M	SD
地震相关图	398	23	392	33
一般负性图	382	24	361	31
中性图	363	28	357	35

笔者对被试在各实验条件下的眼动指标进行了分析。对首次到达时间进行重复测量方差分析，发现图片类型主效应显著，$F(2, 58)=9.01$，$p<0.01$，$\eta^2=0.49$，被试在地震图片条件下的首次到达时间显著短于负性图片条件和中性图片条件；组别主效应显著，$F(1, 58)=4.52$，$p<0.05$，$\eta^2=0.23$，PTSD 组的首次到达时间显著短于非 PTSD 组；图片类型和组别之间的交互作用不显著，$F(2, 58)=1.67$，$p>0.05$（图 4-3）。

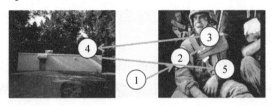

图 4-3 PTSD 组和非 PTSD 组在不同类型图片条件下的首次到达时间

对首次加工时间的重复测量方差分析发现，图片类型主效应显著，$F(2, 58)=4.93$，$p<0.01$，$\eta^2=0.37$，被试在地震图片条件下的首次加工时间显著长于负性图片条件和中性图片条件；组别主效应显著，$F(1, 58)=3.52$，$p<0.05$，$\eta^2=0.23$，PTSD 组的首次加工时间显著长于非 PTSD 组；图片类型和组别之间的交互作用不显著，$F(2, 58)=1.44$，$p>0.05$（图 4-4）。

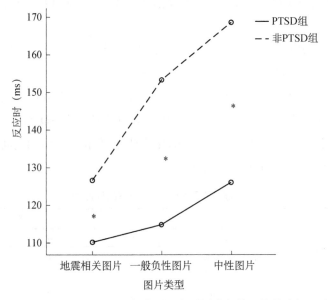

图 4-4 PTSD 组和非 PTSD 组在不同类型图片条件下的首次加工时间

三、创伤后应激障碍青少年对创伤信息注意偏向的眼动模式

本次研究使用点探测范式，通过记录被试的眼动轨迹探究了震后 PTSD 个体注意偏向的加工特点。在反应时方面，PTSD 组在地震图条件下的反应时显著长于一般负性图和中性图，表明 PTSD 患者对地震图存在明显的注意偏向效应。眼动追踪结果表明，对于首次到达时间，PTSD 组对地震图片和负性图片的首次到达时间显著短于中性图片，表明 PTSD 组对地震相关图片和一般负性图片都表现出注意警觉现象；非 PTSD 组对地震图片和一般负性图片的首次到达时间显著短于中性图片，表明非 PTSD 组对地震相关刺激和一般负性刺激都表现出注意警觉现象。

不同图片类型条件下的组间对比发现，在地震图条件下，PTSD 组的首次到达时间显著短于非 PTSD 组；在负性图片和中性图片条件下，两组的首次到达时间无显著差异。这表明 PTSD 组相较非 PTSD 组对地震相关刺激更警觉，且这一现象并未泛化至一般的负性刺激。关于兴趣区首次加工时间的结果表明，PTSD 组对地震图片的首次加工时间显著长于一般负性图片和中性图片，负性图片与中性图片的首次加工时间的差异不显著，表明 PTSD 组对地震相关刺激表现出注意脱离困难现象，而对一般负性刺激没有注意偏向。

研究表明，PTSD 青少年对地震相关刺激存在明显的注意偏向，在时间进程上表现为警觉-脱离困难模式，对一般负性刺激表现出警觉-回避模式，而非 PTSD 青少年对地震相关刺激和一般负性刺激则都表现为警觉-回避模式。PTSD 青少年比非 PTSD 青少年对地震相关刺激更警觉且更难脱离，而这一现象并未泛化至一般负性刺激。

总之，眼动追踪结果表明，PTSD 青少年仅对创伤事件信息表现出注意偏向，表现为警觉-脱离困难模式，对一般负性图表现为警觉-回避模式。综合以上研究发现，在重大突发事件出现后，青少年对负性信息的注意偏向具有创伤事件特异性。

第四节　创伤后应激障碍青少年对创伤信息注意偏向的视空模式

PTSD 认知模型指出，对创伤事件或威胁信息表现出更多的注意偏向是 PTSD 患者认知缺陷的典型表现（白玉，杨海波，2021）。大量探讨 PTSD 个体对威胁信息注意偏向的研究主要采用反应时任务，其模式是：通过考察被试在不同威胁性刺激条件下完成任务的情况，推断其是否发生了注意偏向（Aupperle et al.，2012），如情绪 Stroop 任务（Herzog et al.，2017；Williams et al.，1996）、点探测范式（MacLeod et al.，1986；Swick & Ashley，2017）等。然而，基于反应时任务的研究并未得出一致结论。比如，有研究者采用情绪 Stroop 任务发现，PTSD 个体对威胁刺激分配了更多的注意资源（Gindt et al.，2017），但是尤瓦尔等（Yuval et al.，2016）则认为该类个体不存在显著的对威胁信息的注意偏向。也有研究者采用点探测范式发现，PTSD 个体的注意偏向并非单一成分，其在对威胁信息的偏向和对威胁信息的回避之间存在波动（Iacoviello et al.，2014；Naim et al.，2015）。导致不一致结论的可能原因是，该类任务具有间接性，在按键前后都无法直接考察注意加工阶段的时间进程（Lazarov et al.，2016）。因此，为了准确地区分注意偏向加工的不同方面，一些研究者开始采用眼动追踪技术，实时记录 PTSD 个体在注意加工过程中的眼动行为，旨在通过分析各类眼动指标来揭示 PTSD 个体的注意模式特征。本节总结了采用眼动追踪技术考察 PTSD 被试威胁注意偏向的相关研究，并在此基础上分析了目前的研究结果，在总结相应结论的同时，提出了其中存在的不足，并为未来研究指出了方向。

一、注意偏向的眼动追踪研究进展

注意偏向是指个体的注意加工持续地对真实的或实验诱发的威胁刺激分配更多的注意资源（Joyal et al.，2019）。注意偏向主要包含 3 个成分（Sheppes et al.，2013）：注意定向加速或警觉、注意解除困难和注意回避。注意定向加

第四章 创伤后应激障碍少年对创伤信息注意偏向的行为特征

速或警觉是指 PTSD 个体会优先将注意指向威胁刺激,促进察觉威胁信息的速度;注意解除困难是指 PTSD 个体一旦觉察到威胁刺激,便很难停止对其的注意加工;注意回避是指 PTSD 个体分配注意时优先避开威胁刺激,将注意指向非威胁刺激。这些成分看似相互排斥,但可能同时存在于信息加工的不同阶段(Weierich et al., 2008)。

为了揭示注意偏向各成分的差异,研究者利用眼动追踪技术考察了注意偏向的加工过程。有研究者认为,随着时间的推移,个体对视觉刺激的注意分配与其注视位置、移动方向具有高度一致性,肯定了采用眼动技术考察注意偏向的合理性(In-Albon & Schneider, 2010)。一般情况下,研究者会要求被试自由观看刺激序列,即自由观看范式。随后分析收集到的各种眼动指标,推断其注意加工过程。综合已有研究,注意偏向的常用眼动指标可以分为时间维度指标和空间维度指标。其中,时间维度指标与眼睛何时移动有关,具体是指对视野中特定内容进行编码的时间,如首次注视时间、总注视时间等,反映了个体对该视觉信息的注意维持;空间维度指标与注视移动位置有关,如注视顺序、眼跳位置等,通过分析注视位置的变化,可以实时地了解个体注意分配的情况或注意分配的多少。除此之外,还有反映瞳孔变化的指标,如瞳孔大小和反应性(扩张或收缩),通过该类指标可以连续测量与情绪密切相关的非自主生理反应(Cascardi et al., 2015)。

二、创伤后应激障碍患者的注意偏向机制

(一)注意定向加速的眼动特征

注意定向加速或警觉反映了个体的早期注意被威胁刺激捕获的速度。在眼动追踪研究中,常用首次注视和瞳孔变化指标来反映注意定向加速或警觉。在同时呈现威胁刺激和非威胁刺激时,如果 PTSD 个体的首次注视更多地落在威胁刺激上,或首次看向威胁刺激时的瞳孔扩张程度更高,则表明他们快速地将注意资源优先分配给了威胁刺激,出现了注意定向加速或警觉。瞳孔直径的变化受到自下而上和自上而下两方面的共同影响,前者是由外界刺激的物理变化引起的,如亮度等,后者是由刺激引起的心理变化引起的,如注意、情绪动机

等（杨晓梦等，2020）。因此，以瞳孔为指标的研究者统一控制了材料的灰度，并且分别控制了词汇刺激的词频、词长，以及图片刺激的整体复杂度等因素，确保排除了非实验因素的干扰。一些以威胁词汇为材料的研究结果证实了注意偏向的定向加速现象（Bryant et al.，1995；Felmingham et al.，2011）。布赖恩特等（Bryant et al.，1995）采用自由观看范式，向经历过机动车事故的PTSD个体同时呈现一个机动车事故相关威胁词汇（或中性词汇）和3个填充词汇。结果发现，当刺激中包含威胁词时，PTSD个体对它的首次注视比例更高；相反，健康组被试对两种类型词汇的首次注视比例没有显著差异。该结果表明，PTSD个体会更加快速地将注意指向威胁刺激，证实了注意定向加速的存在。费明厄姆等（Felmingham et al.，2011）将身体攻击词汇代替威胁词，采用类似的实验设计，也证实了上述发现。然而，另一些研究将威胁刺激以图片形式呈现时却发现不存在注意定向加速。另有一项研究（Lee & Lee，2012）向被试同时呈现4种类型的图片（与创伤相关的暴力图片、烦躁图片、积极图片和中性图片），要求被试自由观看10s后，并没有发现PTSD组、创伤暴露非PTSD组和健康被试组的首次注视点位置存在显著差异。他们认为，被试可能难以同时评估4种不同的视觉刺激。因此，为了进一步揭示PTSD的注意机制，该研究只在单个试次中同时呈现两个刺激，结果发现，在情绪（愤怒、恐惧、愉快）与中性图片配对和负性图片（愤怒、恐惧）与积极（愉快）配对的试次中都不存在显著的组间差异，表明各组被试首次选择注视每种情绪刺激的概率相同。阿姆斯特朗等（Armstrong et al.，2013）以退伍军人为被试进行研究，也并未发现对威胁刺激存在定向加速。金布尔等（Kimble et al.，2010）采用威胁图片进行加工时，发现只有高症状PTSD退伍军人出现了更快地看向威胁图片（特别是伊拉克战争图片）的趋势。当以首次注视潜伏期为指标时，与首次注视位置指标的结果一致，并没有发现PTSD组和非PTSD组之间看向威胁刺激的时间存在显著性差异（Bryant et al.，1995；Felmingham et al.，2011；Kimble et al.，2010）。然而，当研究者以瞳孔反应作为指标时发现结果具有异质性。经历身体虐待的PTSD个体看向威胁词汇的瞳孔扩张并没有显著增大，表明他们并没有表现出对威胁刺激更加警觉的行为（Felmingham et al.，2011）；但PTSD退伍军人观看威胁图片时的平均瞳孔值更大（Kimble et al.，2010），表现出了警觉现象。原因如下：一方面，瞳孔指标非同质性结果可能受到了威胁刺激呈现形式的影响，即相比词汇，被试观看威胁图片时更易表现出注意警觉；另一方面，选取相同创伤经历个体（PTSD 退伍军人）、呈现相同威胁刺激类型（图片），阿姆斯特朗等（Armstrong et al.，2013）以首次注视威胁刺激的比例为指标时并未发现定向加速，而金布尔等（Kimble et al.，2010）以瞳孔值为因变量分析时却得出了"PTSD 个体存在注意定向加速"的结论，可能表明不同眼动指标对考察结果的影响存在差异。首次注视次数比例属于空间维度的指标，与视线移动位置有关；而注视位置的改变则离不开眼跳，且需要一定的时间来完成计划和执行两个过程（闫国利等，2013），表明在视线落到首次注视位置时，需要时间积累，而注意警觉是瞬间发生的现象，因此可能更适合采用不依赖时间累计的瞳孔指标来进行考察。此外，由身体虐待和战争导致的 PTSD 个体表现出不一致的注意警觉，也可能反映了不同创伤事件在注意偏向中发挥的作用不同，即存在创伤特异性。人为和自然灾害创伤事件发生时，个体经历的情绪来源并非完全相同。即使两者都包含自身体验的"恐惧"等负性情绪，但前者还独立包含了他人带来的诸如"愤怒"类的负性情绪（施暴者情绪）。另一项研究（Hindash et al.，2019）发现，相比施暴者的威胁情绪（愤怒），PTSD 个体对其自身经历的创伤性情感的威胁情绪（恐惧）的注意偏向更大，而个体发展成为 PTSD 的重要病理机制与他们在经历创伤事件时形成的情绪记忆有关（王红波，朱湘茹，2016）。因此，这种情绪来源的差异性可能导致了创伤特异性对注意偏向的不同影响。

对于 PTSD 个体是否存在对威胁刺激的威胁定向加速，目前观点并不一致。眼动指标的选择与威胁刺激的呈现类型似乎会交互影响威胁定向加速。当以首次注视点位置考察快速觉察时，PTSD 个体优先将注意指向威胁词汇刺激；当分析首次注视潜伏期时，PTSD 个体不会表现出任何警觉现象；当测量瞳孔大小变化时，威胁图片刺激才会引起 PTSD 个体的过度反应。该交互现象可能反映了刺激材料的复杂性与眼动指标的相互作用。相比图片刺激，个体可以从副中央凹预视词汇信息，导致词汇水平的加工发生得更迅速，因此会表现出威胁定向加速。

阿姆斯特朗等（Armstrong et al.，2013）认为，图片缺乏能够从副中央凹激活创伤记忆的特异性，导致不能引起 PTSD 个体表现出威胁定向加速。此外，图片属于表意符号系统，对其的加工过程可以描述为"图片—语义"，与此不同，英文词汇的识别过程会经过语音提取，即"单词—语音—语义"（韩玉昌等，2003），表现为被试对图片的注视时间快于英文词。然而，韩玉昌等（2003）的研究只使用了无背景的白描画，无关信息较少、复杂性较低。与以上研究使用的创伤相关图片（如与战争相关的图片）和面孔图片（如愤怒面孔）不同，威胁图片包含了较多的无关背景信息，且具有较高的复杂性。因此，相比威胁词汇，威胁刺激以图片形式呈现时，威胁信息以外的其他无关感知信息会干扰个体的威胁感知，最终导致个体对两类图片类型表现出不一致的注意定向结果。从呈现形式上来看，费明厄姆等（Felmingham et al.，2011）以 $4°×2°$ 的视角呈现刺激，小于图片呈现的视角（$11.33°×8.488°$、$5.64°×8.64°$、$11.5°×14°$），视角较小，表明距离中央凹越近，为了获取信息发生的眼跳距离越短，可以越快地获取信息。因此，这也可能导致只在词汇刺激材料中发现 PTSD 个体的注意定向加速。未来研究可以考察视角的改变是否会影响威胁注意偏向机制。

另外，词汇刺激对注意的唤醒水平较低，而能够诱发高唤醒水平的图片刺激则阻碍了对威胁刺激觉察的偏向，导致只有词汇刺激才能表现出威胁定向加速。也有研究者认为，图片的视觉凸显性和复杂性都会增加被试对刺激自动化注意捕捉的可能性，在这种情况下，图片的信息属性所发挥的作用减小，从而降低了 PTSD 个体对威胁刺激的觉察能力（Thomas et al.，2013），以上差异可能更容易表现在首次注视点位置。然而，基于瞳孔变化指标时，图片的物理大小以及复杂性的增加造成的冲击则更可能作用于瞳孔反应，因此，图片类的威胁刺激会引起 PTSD 个体出现更显著的瞳孔反应。此外，眼睛的内隐移动可能发生在没有外显移动的情况下（Lee & Lee，2012），而首次注视点潜伏期是基于个体眼球的外显移动行为进行记录的，因此个体的快速警觉可能表现在内隐移动上，导致不能通过该指标进行全面考察。未来的研究在有效考察注意定向加速或警觉本质的同时，也需要注意眼动指标选择上的有效性，避免指标的选择对研究结果产生影响。

当以词汇刺激为威胁信息时，更适合选取依赖于时间累计的空间指标考察注意定向加速。图片为直接表意符号系统，但图片信息中包含的其他无关信息可能会干扰"图片—语义"的加工。相反，英文词汇间接通达语义，这种间接的方式可能会给眼球的外显移动一定的时间，能够快速地反映威胁词汇信息对

PTSD 个体的注意捕获；当以图片形式呈现威胁刺激时，受到图片刺激本身的属性（复杂性和凸显性）的影响，瞳孔指标似乎更能测量出警觉现象。对于首次注视潜伏期，该指标具体指被试从在初始注视点开始，发生眼跳并注视到某个刺激上所用的时间（Kimble et al.，2010）与眼跳时间类似，表明了两个注视点之间眼球实际移动所需的时间（闫国利等，2013）。因此，无论威胁信息以何种形式呈现，可能受制于无法准确测量内隐移动的原因，潜伏期对注意定向加速的考察并非非常灵敏。但要注意一点，这并不意味着对于某种形式的刺激，只适用采用一种指标来分析注意警觉现象，研究者应该综合使用多种眼动指标，从不同维度对数据进行细致的分析。

（二）注意解除困难的眼动特征

注意解除困难反映了个体将注意保持在威胁刺激上的程度。在眼动研究中，常用总注视时间指标来反映注意解除困难。如果相比非 PTSD 个体，PTSD 个体对威胁刺激的总注视时间显著更长，则表明他们难以将注意转移到非威胁刺激上。研究者发现，PTSD 个体对威胁刺激存在注意解除困难（Armstrong et al.，2013）。金布尔等（Kimble et al.，2010）招募伊拉克退伍老兵，向他们呈现两种类型的刺激对——一张中性图片和创伤事件相关的威胁图片（伊拉克战争图片）或一般负性威胁图片（机动车事故图片），通过分析总注视时间发现，相比低 PTSD 症状个体，高症状个体对威胁图片（伊拉克战争图片和机动车事故图片）的注视时间更长，且该效应在 10s 内保持稳定，表明PTSD 个体存在对威胁刺激的持续性注意。阿姆斯特朗等（Armstrong et al.，2013）同样以退伍老兵为考察群体，选取情绪面孔（厌恶、恐惧和愉快）和中性面孔作为刺激对时发现，在 3s 的呈现时间内，当刺激为厌恶和恐惧面孔时，相比健康被试，PTSD 老兵的注视时间更长，再次验证了以上结论。研究者认为，相比健康被试，PTSD 个体对愤怒面孔（Lee & Lee，2012）、暴力刺激和烦躁图片（2014）表现出注意解除困难的可能原因是，当他们再次看到可以唤醒创伤事件的刺激时，可能经历了真实的情绪唤醒，导致他们对此类刺激分配更多的注意资源。另外，PTSD 个体所表现出的入侵性思维和反刍思维也可能促进了他们对此类刺激的注意维持，造成对威胁刺激非自愿式的过度注意分配。托马斯等（Thomas et al., 2013）以大学生为被试也发现了 PTSD 个体对创伤相关的威胁图片表现出了持续性注意。相反，费明厄姆等（Felmingham et al.2011）向被试同时呈现 1 个身体攻击词和 3 个中性词时发现，经历了创伤事件的健康被试和 PTSD 个体对威胁词的平均首次注视时间没有显著差异。他们认为，组间差异的存在才可以证明 PTSD 个体存在注意解除困难，因此否认了 PTSD 的注意偏向与脱离解除困难有关的观点。以上结果表明，注视时间指标可以反映 PTSD 个体对威胁信息的注意解除机制。然而，已有研究者（颜志强等，2016）通过空间指标注视次数或其他指标瞳孔持续变化考察了注意解除现象。因此，未来研究需要补充多个眼动指标，从多个维度探讨 PTSD 的注意解除现象。

对于 PTSD 个体是否存在对威胁刺激的注意解除困难，研究者还未得出一致的结论，但多数研究（以图片为刺激）肯定了注意解除困难的存在，并且证明刺激呈现时间和创伤应激事件类型并不会对该现象的稳定性产生影响。对其他障碍疾病的眼动研究也发现，焦虑和抑郁症群体对威胁刺激的注视时间更长（Lazarov et al., 2016）。脑成像研究进一步认为，威胁刺激作为回忆起创伤事件的线索提示，可以激活如杏仁核等控制恐惧情绪的脑区（Hayes et al., 2012；Sergerie et al., 2008）或与注意控制有关的脑区（Fani et al., 2012），从而增加了 PTSD 个体对威胁刺激的注视时间。从威胁刺激的特性来说，威胁刺激的出现对 PTSD 个体意味着紧急情况的发生，为了防止自身受到伤害，他们可能过度监测威胁刺激（Armstrong & Olatunji, 2012）；从注意控制的角度来说，PTSD 个体的控制能力较弱，容易忽略其他分心目标（Sarapas et al., 2017）。有研究发现，高 PTSD 症状个体的注意控制力与将注意脱离威胁刺激、随意转移至远离威胁刺激的能力呈正相关（Bardeen et al., 2016）。然而，当刺激替换为词汇时，副中央凹预视可以加快词汇加工过程，但是注意定向加速捕获词汇后，由于词汇包含的信息密度较低，不具备持续捕获个体注意的能力。因此，个体很容易将注意从威胁词汇中转移出来，导致没有表现出解除困难。这似乎意味着由词汇和图片的自身属性特征差异导致了个体对它们的加工具有差异性，而该差异性进一步导致注意解除困难现象的差异性。

PTSD 个体在威胁刺激上注意保持的时间较长，且与中性刺激的注视时间出现显著差异时，通常我们认为发生了注意解除困难现象。然而，词汇刺激包含的威胁信息可以被更快地获取并加工（Lazarov, et. al, 2018），且之后不再包含其他信息，由于词汇的信息密度较低，这就可能导致"威胁信息"捕获PTSD个体注意的持续程度降低。未来的研究可以采取将词汇嵌套在一定的背景信息下，来考察信息密度是否会改变PTSD个体对威胁词汇的注意解除困难，以便验证以上猜想。此外，可能存在这样一种现象：在日常生活中，个体接触词汇信息的方式多为阅读，这是一种静态的呈现方式，而图片刺激更具生态性，在贴近日常生活的同时，多以动态的形式呈现。这种频繁内隐的接触方式可能会给个体造成"词汇—静态""图片—动态"的无意识捆绑，导致其在实验中对图片的认识更多是动态的，对词汇的认识则为静态的。有研究发现，动态的注视线索具有更强的线索提示效应（张智君等，2015），导致动态的呈现方式比静态的呈现方式更容易维持个体的注意。因此，PTSD个体更可能对威胁图片表现出注意解除困难。未来的研究可以通过内隐联想范式考察个体对词汇和图片是否存在静态、动态的无意识捆绑，并进一步探讨词汇动态呈现（如呈现词汇"闪烁"）是否会影响PTSD个体的注意偏向。总之，研究者应该注意实验中所采用的威胁刺激的属性以及呈现方式，并通过不同的角度深入考察PTSD个体的注意解除困难现象。

（三）注意回避的眼动特征

注意回避反映了PTSD个体快速将注意从威胁信息转移到其他信息上的能力。在眼动研究中，常用时间进程分析法、第二次注视点指标来反映注意回避。当PTSD个体对威胁刺激的注视时间没有随着时间推移显著减少，或首次注视时间（首次注视次数比例）比第二次注视时间（第二次注视次数比例）显著加长时，则表明他们自愿终止持续注意威胁信息。已有大量研究探究了PTSD个体对特定信息注意回避的加工机制，但都没有发现他们存在注意威胁回避现象。阿姆斯特朗等（Armstrong et al., 2013）将刺激呈现时间分为6个500ms的时间间隔，结果并未发现时间间隔效应，表明PTSD组与其他两组（创伤暴露组和健康被试组）对威胁刺激（厌恶面孔和恐惧面孔）的注视时间差异在3s内相对稳定。托马斯等（Thomas et al., 2013）向被试呈现包含与创伤事件相关的威胁图片的刺激序列时发现，在刺激呈现后0～2s和4～6s，相比健康组被试，PTSD 个体对威胁刺激的注视时间比例显著增加，并没有表现出回避现象。有研究者（Lee & Lee，2012，2014）将 10s 的呈现时间划分为 5 个 2s 的时间间隔，同样发现 PTSD 个体注视威胁刺激（暴力图片）的时间增量保持相对稳定。此外，费明厄姆等（Felmingham et al.，2011）以威胁词汇为兴趣区，分析了紧跟在首次注视点之后的第二次注视点位置。他们假设，相比只经历了创伤事件的健康被试，PTSD 个体在首次注视威胁词汇刺激之后，落在威胁词汇刺激上的第二次注视点会减少。然而，两组之间的差异并不显著，并没有支持以上假设。金布尔等（Kimble et al.，2010）考察注意回避时发现，高 PTSD 症状个体第二次注视威胁图片的时间并未显著减少，因此他们认为 PTSD 个体并不存在注意回避现象。

注意回避不仅可以被理解为注意偏向的成分之一，也可将其视为 PTSD 个体在短期内积极应对威胁刺激的一种策略，避免威胁刺激引起的痛苦回忆带给自己的持续性伤害。然而，从长期发展来看，注意回避现象的存在可能会加重 PTSD 症状，即使得个体习惯性地将注意从威胁刺激上脱离并转移至中性刺激，这也可能是一种适应不良的逃避策略（Bardeen & Daniel，2017），表现了 PTSD 个体不能正确对待威胁刺激。因此，相比短期受到的伤害，不存在注意偏向现象更可能是一种长期的自我保护。此外，再体验作为该类障碍个体主要的特征之一，表现为非自愿式的侵入性回忆，而且 PTSD 个体的执行控制功能伴有损伤缺陷，无法自主脱离威胁刺激（Leskin & White，2007），这两者的共同作用可能导致了他们更容易表现出注意解除困难，而不是注意回避。

综上所述，研究者通过改变刺激类型、刺激呈现时间或数据分析方法，都没有发现 PTSD 个体存在注意威胁回避现象。此外，当研究者采用时间进程分析法时，时间间隔的差异也不会影响研究结果。然而，PTSD 个体的注意偏向加工过程可能存在变异性。托马斯等（Thomas et al.，2013）在刺激呈现的中间时间（非早期、非晚期）发现了 PTSD 个体对威胁刺激的注意回避趋势：在刺激呈现的 0～2s，相比健康被试，PTSD 个体对创伤威胁图片的总注视时间更长；经过 2s 后（2～4s），他们对威胁图片的注意程度下降到与健康被试相当的水平；但在随后的 4～6s，他们对威胁图片的注意程度重新上升到与健康被试组表现出差异的水平。该趋势表明，PTSD 个体注意在威胁警觉和威胁回避之间存在较大的波动（Naim et al.，2015）。

总之，利用眼动技术考察 PTSD 个体对威胁刺激的注意偏向时，关于注意定向加速、注意解除困难、注意回避 3 种成分是否都会出现还没有一致结论。第一，威胁刺激的类型和眼动指标的选择可能会交互影响注意定向加速。PTSD 个体更易对词汇刺激表现出注意警觉，不仅与图片和词汇在识别过程中受到的干扰有关，也受到两种词汇类型唤醒度、凸显性和复杂性的影响。当然，研究中采用的较小呈现视角也可能加速了对威胁词汇信息的注意捕获，促使 PTSD 个体表现出对威胁词汇的注意警觉。另一方面，研究所选的眼动指标不一致也可能是造成注意定向加速结果出现差异的原因，这可能是由不同类型指标的所反映的心理意义不同导致的。空间指标更适合考察 PTSD 个体对威胁词汇的注意定向加速，瞳孔指标更适合反映 PTSD 个体对威胁图片的注意定向加速。第二，PTSD 个体不存在对威胁词汇刺激的注意解除困难现象，可能与词汇预视、信息密度以及无意识捆绑有关，词汇预视导致词汇加工迅速，但词汇包含的信息密度较低，从而导致词汇本身不具备持续捕获注意的能力；由于"静态—词汇"的无意识捆绑，个体不容易对静态方式的威胁词汇表现出注意解除困难。第三，对威胁信息不存在注意回避现象可能是 PTSD 个体采取的一种长期的自我保护策略，并不会受到分析方法、词汇类型以及呈现时间的影响。因此，从时间进程理解 PTSD 个体对威胁信息的注意偏向时，更可能是"注意定向加速—注意解除困难"的发生机制。也就是说，PTSD 个体可以迅速察觉威胁刺激的存在，随后便难以脱离对威胁刺激的进一步加工。

三、创伤后应激障碍注意偏向阶段理论

注意成分理论认为，注意偏向并不是单一阶段的现象，它存在于特定的注意成分中，如注意定向加速、注意解除困难和注意回避。但是，哪个阶段的注意成分可以准确地表达注意偏向，或注意偏向发生在哪个注意阶段尚存在争论。针对这一问题，研究者提出了以下不同的注意偏向阶段理论。

（一）警觉-回避模型

警觉-回避模型是针对焦虑症个体的威胁注意偏向现象提出的。该模型认

为，焦虑症个体的注意偏向主要表现在两个方面：早期阶段的注意警觉和后期阶段的注意回避。也就是说，面对包含威胁刺激的刺激流时，焦虑个体的早期警觉会促进他们自动化地探测刺激，从而更容易发现威胁刺激。然而，当威胁刺激捕获视觉注意后，焦虑个体会采取一定的策略回避威胁刺激，这种后期的策略加工导致他们表现出回避现象。PTSD个体和焦虑个体在一定程度上都属于情感障碍个体，因此，该理论也被作为PTSD个体注意偏向的理论支撑。换句话说，根据警觉-回避模型，PTSD个体可以更加快速、准确地探测到威胁刺激，然而一旦识别到自认为的威胁刺激，又会采取回避行为，阻止对它们的进一步加工。

从以上PTSD威胁注意偏向的眼动研究结果来看，该类个体在威胁加工后期并不存在回避现象，而是否存在早期的警觉现象则会受到刺激材料和眼动指标的交互影响。首先，在不同的眼动指标上，个体在词汇刺激和图片刺激都表现出早期注意警觉的差异（首次注视点位置和瞳孔反应），肯定了警觉-回避模型的观点。但从刺激角度来看，通过以上内容的分析，刺激的复杂性、唤醒度等不同属性会对警觉现象产生影响。这可能在提醒研究者，要进一步完善该理论，如注意警觉现象的发生可能存在一些限定条件，对于不同复杂性或唤醒程度的威胁信息可能存在注意定向的分离。此外，以上研究均没有发现注意回避现象，这可能是PTSD个体采取的一种长期自我保护策略。

（二）注意保持假说

注意保持假说（Fox et al., 2001）认为，PTSD个体的注意偏向主要表现在发现威胁刺激后的加工阶段。该模型与警觉-回避模型存在两方面的不同。警觉-回避模型认为注意偏向发生在早晚两个阶段，第一，早期表现为注意警觉，PTSD个体可以快速地探测到威胁刺激。然而，该模型认为对威胁信息的早期探测阶段与正常个体不存在差异。第二，晚期阶段表现为注意回避现象，而该模型预测当PTSD个体探测到周围环境的威胁信息时，并不会出现回避行为，而是很难将注意从威胁刺激上脱离出来。正是这种发生在注意解除阶段的偏向，才导致了PTSD的威胁注意偏向发生在后期。总之，该模型认为，PTSD个体对威胁刺激的注意解除能力减弱，导致注意偏向，表现为增加了对这些刺激的注视时间。

以上PTSD威胁注意偏向的眼动研究结果表明，以图片为威胁刺激的研究支持了注意保持假设，然而以词汇为刺激的研究却没有得出相同的结论。通过前文的分析可知，这可能是由刺激的属性不同造成的。词汇刺激加工迅速、信息密度较低，且"词汇-静态"的无意识捆绑等方面的综合因素可能共同导致了威胁信息不足以维持PTSD个体捕获刺激后的持续性注意。

四、创伤后应激障碍注意偏向的研究展望

相比行为反应时研究，眼动追踪技术的优势在于可以实时监控PTSD个体加工威胁刺激的时间进程，一方面可以深入了解不同创伤事件类型引发的PTSD个体的注意特征，另一方面可以验证如警觉-回避模型等注意偏向阶段理论，从现象考察到理论构建确实更加全面地考察了该类情感障碍的注意偏向加工机制。然而，研究者是否可以最大限度地发挥眼动技术的优势，从眼动机制的角度出发，从多个维度构建PTSD个体独特的注意偏向眼动模式和相应的眼动模型，仍然值得探讨。比如，从年龄维度来说，遭遇相同经历造成的美国PTSD儿童比例高于美国PTSD成人（庞焯月等，2017），并且在发展为PTSD后，相比PTSD成人，PTSD儿童会表现出较多的警觉性过高、反复闯入的创伤性回忆等症状（Thienkrna et al.，2006）。此外，儿童青少年眼动生理体系的不成熟可能导致其与成人相比表现出更多的局限性或不一致的眼动行为。这两方面的差异叠加可能导致不同PTSD群体的注意偏向眼动模式出现异质性。因此，研究者有必要从年龄层面构建相应的注意偏向眼动模式以及理论模型，并随后对多个维度构建的眼动模式和眼动理论模型进行整合，这不仅可以提供一种新的理解PTSD威胁注意偏向机制的视角，也可以扩展、补充已有的PTSD注意偏向模型。

在充分利用眼动技术考察PTSD注意偏向的同时，也有研究者质疑眼动指标的可靠性。西尔斯等（Sears et al.，2019）采用自由观看范式并以被试对威胁、悲伤和积极的面孔的注视时间、注视点个数为指标进行研究时发现其内部一致性较好。然而，当研究者以6个月为重测时间，将8s的呈现时间分割为4个2s间隔时发现，对以上所有类型面孔在0~2s的注视时间信度（克龙巴赫α

系数和分半信度）都较低。斯金纳等（Skinner et al., 2018）也发现，早期注意偏向指标的可靠性较低。因此，塞拉等（Serra et al., 2018）认为，利用眼动指标考察注意偏向时，应该谨慎解释任务早期时间间隔内的数据。这其实从侧面反映出借助单一方法考察问题时具有一定的局限性。

为了打破这种困境，整合多种指标类型结果成了一种可靠又必要的方式，如生理指标、脑电指标等。费明厄姆等（Felmingham et al., 2011）采用眼动技术的同时，以皮肤电为因变量进行研究时发现，相比创伤控制组，PTSD组首次看向创伤威胁刺激时的皮肤电增幅更大，表明自主神经反应性与PTSD个体的注意偏向同时发生，证实了PTSD个体对威胁刺激的注意偏向与自主唤醒有关。此外，将眼动和脑电技术结合可以从反应时和电生理层面两方面考察注意偏向的时间进程，两种指标的互补更能揭示该机制的发生过程。当然，脑功能区域的结构也对创伤后应激反应和相关障碍的产生起了重要的作用，如前额叶、杏仁核、海马等（王超逸等，2015）。以后的研究可以将空间分辨率较高的功能性磁共振成像技术与眼动追踪技术相结合，从眼动模式到相应脑区激活，对PTSD个体的注意偏向进行深入的考察。总之，多种指标和技术的结合不仅可以从更多角度探讨PTSD注意偏向机制，也会成为一种研究趋势。

第五章
创伤后应激障碍青少年对创伤信息注意偏向的电生理特征

第一节 创伤后应激障碍个体注意偏向的电生理特点

注意偏向是指相对于中性刺激，个体对威胁或相关刺激表现出不同的注意分配（Bar-Haim et al., 2007）。已有研究发现，不同心境障碍患者对威胁信息的注意偏向机制存在差异，如焦虑障碍个体表现出早期阶段对威胁信息的注意警觉，而抑郁个体常表现为注意晚期阶段对负性信息的注意脱离困难（Cisler & Koster, 2010）。从临床角度看，探讨不同类型心理障碍个体对情绪信息注意偏向的加工规律，对其临床干预具有重要的指导意义。

PTSD 作为一种特殊的焦虑障碍，有研究认为 PTSD 患者对创伤相关信息发生注意警觉之后伴随着注意脱离困难现象（Dalgleish et al., 2001），部分研究发现注意警觉出现后，PTSD 患者对创伤相关信息表现出注意脱离易化现象，且 PTSD 症状越严重，注意回避现象越明显（Pine et al., 2005）。近年来，关于 PTSD 青少年对创伤相关信息注意偏向机制探讨的研究逐渐增多，研究者发现 PTSD 青少年对地震创伤信息存在明显的注意偏向，且注意偏向机制表现为警觉-回避模式。例如，王海涛等（2012）采用线索提示任务探讨了地震 PTSD 青少年对创伤相关图片注意偏向的时间进程特点，以 5·12 汶川地震 PTSD 青少年和创伤暴露控制组为被试，以地震图、一般负性图和中性图为实验材料，呈现时间分别为 100ms、500ms 和 1250ms。结果表明，当图片呈现时间为 100ms 时，未出现 PTSD 组对地震图存在注意警觉现象；当呈现时间为 500ms 时，PTSD 组对负性图和地震图出现注意回避；当呈现时间为 1250ms 时，PTSD 组对负性图仍存在注意回避，对地震图的注意偏向消失。由此可以推断，PTSD 青少年对地震图的注意偏向始于 100ms 之前，并在 100～500ms 完成了从注意警觉到注意回避的转换，符合警觉-回避模式（王海涛等，2012）。

反应时只能反映个体在某个时刻对信息的注意加工特点，无法连贯地捕获个体在信息加工过程中采取的注意策略，稳定性差且效度低，测量结果的可信度也低（Cisler et al., 2009）。只能根据结果推断得出上述研究中关于 PTSD 患者对创伤信息的注意偏向特点的结论，缺乏直接研究证据的支持。

ERP 技术具有良好的时间分辨率，可以记录个体对情绪信息的早期加工特点。近年来，探讨 PTSD 青少年的注意偏向电生理机制，主要采用的 ERP 指标有 P1、P2、P3 和晚期正成分（late positive potential，LPP）。P1 成分是注意早期阶段视觉皮层活动的结果，已有研究发现，个体对视觉刺激投入的注意资源越多，P1 波幅就会越大，因此 P1 成分是测量视觉注意资源分配的直接指标（Smith et al., 2003）。P2 成分是注意偏向过程中情绪信息加工特点 ERP 指标，反映了个体对情绪信息更为精细的加工过程（Kanske et al., 2011）。P3 成分和 LPP 成分反映了注意偏向晚期阶段个体对情绪信息深度加工的持续过程（Hajcak et al., 2010），P3 成分和 LPP 成分波幅越大，表明注意资源分配越多，认知加工速度越快（Javanbakht et al., 2011）。例如，有研究发现震后 PTSD 成人对阈下呈现的地震词敏感，反应性增强，表现出注意脱离困难现象，具体表现为对地震相关词反应时的 P2 成分和 P3 成分波幅增大（Yun et al., 2011）。青少年处于人生发展重要阶段，通过探讨 PTSD 青少年对创伤信息发生早期注意警觉之后伴随注意脱离困难还是注意回避，临床上可确定注意警觉和注意脱离困难哪个成分更适合作为对青少年进行 PTSD 诊断的指标。

第二节 创伤后应激障碍青少年对创伤场景注意偏向的电生理研究

一、创伤后应激障碍青少年对创伤场景注意偏向的电生理信息采集

一项研究（Yun et al., 2011）采用点探测范式，以地震图、一般负性图和中性图为材料，结合事件相关电位技术（event-related potential，ERP）记录了PTSD青少年对地震图片的电生理反应。结果发现，PTSD成人对阈下呈现的地震词表现出注意脱离困难现象，具体表现为对地震相关词的P2和P300波幅增大。而张妍等（Zhang et al., 2014）的研究发现，创伤暴露青少年对地震信息存在注意警觉现象。根据这两项研究结果，本次研究假设PTSD青少年对地震图片呈现出警觉-脱离困难模式。具体表现为：在行为反应方面，PTSD青少年对地震图存在明显的注意偏向，表现为在地震图一致性条件下的反应时显著短于不一致性条件；在脑电方面，PTSD组在注意早、中和晚期阶段对地震图持续投入更多的认知资源，表现为PTSD组在地震图条件下的P1、P2、P3和LPP波幅均显著高于中性图片，而非PTSD组对地震图片仅表现出P1波幅大于中性图片。

（一）PTSD青少年的筛选

被试筛选工具与筛选标准同第四章第一节。根据该标准，共筛选出PTSD组44人，然后按照PTSD组被试的性别、年龄和父母婚姻情况等匹配标准，在该校选择创伤暴露非PTSD个体（以下简称非PTSD组），最终得到PTSD组30人（13～17岁，15名男性，15名女性），创伤非PTSD组30人（13～17岁，15名男性，15名女性）。

两组被试在PCL-5量表总分及各维度得分情况见表5-1。所有被试身体健康，无色盲、色弱，无听力障碍，熟悉相关电脑操作。充分了解实验内容后，被试自愿参加实验，所有被试家长或监护人签署知情同意书，实验后给予其相

应的报酬。本次研究正式开始前,研究方案通过了该地区医院医学伦理委员会的审核并批准进行。

表 5-1 PTSD 组和非 PTSD 组的年龄和 PCL-5 量表分比较

变量		PTSD 组 ($n=30$)	非 PTSD 组 ($n=30$)	MD	t	d
年龄		14.13(1.25)	14.33(0.60)	−0.20	−0.79	
PCL-5	总分	37.13(10.37)	13.20(7.50)	23.93	10.25***	0.60
	闯入	2.80(1.30)	0.73(0.91)	2.07	7.15***	0.07
	回避	1.27(0.45)	0.13(0.51)	1.13	9.16***	0.03
	认知和情绪 负性改变	3.63(1.27)	1.03(1.71)	2.60	6.68***	0.10
	唤起和反应 性改变	3.97(1.35)	1.10(1.30)	2.87	8.39***	0.09

注:括号内为标准差,括号外为平均数;*** $p<0.001$

(二)电生理信号采集过程

实验采用的图片材料选自国际情绪图片系统、中国情绪图片系统和网络。其中,地震相关图片 20 张,一般负性图片 20 张,中性图片 80 张,将其制作成大小相同(1024×768 像素)、亮度相同的图片。请 30 名在校大学生分别对这些图片的愉悦度、唤醒度进行 9 点量表评定,数值越大,愉悦程度、兴奋程度越高。根据评定结果,最后选定地震相关图片 4 张,一般负性图片 4 张,中性图片 16 张,地震图片、一般负性图片和中性图片的愉悦度评定得分分别为 2.64±0.25、3.09±0.43 和 4.93±0.34,唤醒度评定得分分别为 6.46±0.41、5.87±0.25 和 2.52±0.31。然后,将这些图片组成地震图片-中性图片、一般负性图片-中性图片和中性图片-中性图片对各 4 对,对图片呈现位置进行左右平衡。

研究为 3(图片类型:地震图、一般负性图、中性图)×2(组别:PTSD 组、非 PTSD 组)的二因素混合实验设计。因变量为反应时、正确率,脑电指标为头皮后部 P1、P2、P3 的波幅和 LPP 的平均波幅。

实验采用 E-prime2.0 软件进行编程和呈现,刺激通过 17 英寸显示器(分辨率为 1024×768 像素,刷新率为 85Hz)呈现。被试坐于一间隔音、匀光实验室内,眼睛正对屏幕中心,眼睛距离屏幕中心约 70cm,实验流程同图 3-1。每个试次开始，白色背景的屏幕中心呈现一个注视点"●"500ms，然后在屏幕中心两侧分别呈现一个情绪图和中性图500ms，图片消失后呈现白屏100ms，然后在其中一张图片出现过的位置上呈现一个蓝色"+"号，且在两个位置上出现的次数相同，被试判断其左右位置并按键反应，"+"在屏幕中心的左边则按"Z"键，"+"在屏幕中心的右边则按"M"键，要求被试尽量又快又准确地进行按键反应。如果被试在2000ms内没有按键，则自动开始下一个实验。正式实验开始前，先让被试进行10个试次的练习。正式实验中，每种图片对呈现5次，共240个试次。为平衡顺序误差，3种图片对随机呈现。

实验使用美国EGI-64导ERP记录与分析系统，接地点在FCz和Fz连线的中点上，双眼外侧安置电极记录水平眼电（horizontal electrooculogram，HEOG），双眼上下安置电极记录垂直眼电（vertical electrooculogram，VEOG）。以左右耳乳突为参考电极点，离线分析时，以所有头皮电极的平均电位为参考。头皮与电极之间的阻抗小于50kΩ。滤波范围为0.01~40Hz，采样频率为250Hz/导。

在数据处理方面，首先将被试的正确率和反应时数据输入SPSS17.0进行统计分析。删除被试反应错误的试次和极端反应时间的数据（<100ms和>1000ms），并剔除3个标准差以上的反应时数据，约2%的试次数被剔除。

根据相关文献以及本次实验中被试的反应情况，对脑电图（electroencephalogram，EEG）数据进行离线处理，选取的分析时程是搜索序列呈现前150ms到呈现后500ms，基线为线索呈现前150ms，波幅大于±80μV者被视为伪迹，自动剔除。将各条件下的EEG叠加平均，得到每个被试在3种实验条件下正确反应的EEG（叠加次数均在50次以上），由于实验时间较长，PTSD组和非PTSD组中各11和14个数据伪迹严重、有效叠加次数较少，被予以剔除，最终得到PTSD组的19个有效数据、非PTSD组的16个有效数据。

观察所有被试叠加后的ERP波形，并结合本次研究的目的、参考相关研究选取时间窗口进行统计分析。两种图片类型和中性条件下诱发的脑电数据的头皮成分、时间窗口和选取电极分别为P1（140~180ms，O_1、O_2、O_z）、P2（230~260ms，O_1、O_2、O_z）、P3（310~390ms，O_1、O_2、O_z）、LPP（400~500ms，O_1、O_2、O_z）。同时，以头皮后部P1、P2、P3的波幅（峰-峰值）和

LPP 的平均波幅幅值为统计指标，采用 SPSS17.0 统计软件进行数据处理，并对不满足球形检验的统计效应采用 Greenhouse-Geisser 法矫正 p 值。

二、创伤后应激障碍青少年对创伤场景注意偏向的电生理特征的量化分析

（一）行为反应的量化分析

被试在各实验条件下的反应时见表 5-2。重复测量方差分析发现，图片类型主效应显著，$F(1, 58)=64.937$，$p<0.05$，$\eta^2=0.528$，地震图条件下的反应时显著长于一般负性图条件下的反应时。组别主效应不显著，$F(1, 58)=0.01$，$p>0.05$。图片类型和组别交互作用不显著，$F(1, 58)=3.054$，$p>0.05$。

表 5-2　不同被试在不同实验条件下的反应时　　（单位：ms）

图片类型	PTSD 组		非 PTSD 组	
	M	SD	M	SD
地震图	396	33	389	23
一般负性图	387	33	381	38
中性图	375	29	375	34

被试在各实验条件下的正确率见表 5-3。

表 5-3　不同被试在不同实验条件的正确率　　（单位：%）

图片类型	PTSD 组		非 PTSD 组	
	M	SD	M	SD
地震图	85	11	83	16
一般负性图	89	12	88	16
中性图	90	12	88	12

重复测量方差分析发现，图片类型主效应显著，$F(1, 58)=14.62$，$p<0.001$，$\eta^2=0.201$，两组被试在地震图条件下的正确率（84%）显著低于一般负性图和中性图条件。组别主效应不显著，$F(1, 58)=0.32$，$p>0.05$。图片类型和组别的交互作用不显著，$F(1, 58)=1.72$，$p>0.05$。

（二）电生理特征的量化分析

两组被试在不同图片条件下的头皮后部 ERP 地形分布图见图 5-1，以头皮后部 P1、P2 和 P3 波幅（峰-峰值）以及 LPP 的平均波幅为统计指标，进行 3（图片类型：地震图、一般负性图、中性图）×2（组别：PTSD 组、非 PTSD 组）两因素重复测量方差分析。

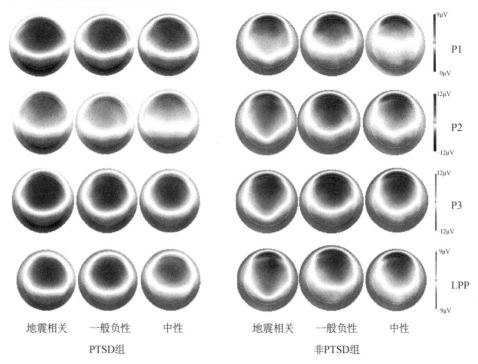

图 5-1　PTSD 组和非 PTSD 组的 ERP 成分头皮后部地形分布图

注：各 ERP 成分的窗口期如下：P1 成分为 140~180ms，P2 成分为 230~260ms，P3 成分为 310~390ms，LPP 成分为 400~500ms。

1. ERP 的 P1 成分结果

图片类型主效应显著，$F(2, 66)=6.81$，$p<0.01$，$\eta^2=0.229$，进一步分析发现，被试在地震图条件下的 P1 波幅（7.92μV）显著大于中性图条件下的 P1 波幅（6.37μV），被试在地震图条件下的 P1 波幅（7.92μV）与一般负性图条件下的 P1 波幅（7.24μV）的差异不显著，被试在一般负性图条件下的 P1 波幅（7.24μV）与中性图条件下的 P1 波幅（6.37μV）的差异不显著。组别主效应不

显著，$F(1, 33)=2.17$，$p>0.05$。二者的交互作用不显著，$F(2, 66)=0.89$，$p>0.05$。

2. ERP 的 P2 成分结果

图片类型主效应显著，$F(2, 66)=3.95$，$p<0.05$，$\eta^2=0.198$。进一步分析发现，被试在地震图条件下的 P2 波幅（8.82μV）显著大于中性图条件下的 P2 波幅（7.46μV），在一般负性图条件下的 P2 波幅（8.51μV）显著大于中性图条件下的 P2 波幅（7.46μV），在地震图条件下的 P2 波幅（8.82μV）与一般负性图条件下的 P2 波幅（8.51μV）无显著差异。组别主效应显著，$F(1, 33)=5.24$，$p<0.05$，$\eta^2=0.137$，PTSD 组被试的 P2 波幅（9.95μV）显著大于非 PTSD 组被试的 P2 波幅（6.27μV）。图片类型和被试组别的交互作用显著，$F(2, 66)=4.78$，$p<0.05$，$\eta^2=0.230$。简单效应分析发现，对于 PTSD 组而言，图片类型效应显著，$F(2, 66)=5.29$，$p<0.05$，$\eta^2=0.138$，PTSD 组被试在地震图条件下的 P2 波幅（11.16μV）显著大于中性图条件下的 P2 波幅（9.11μV），其余的差异不显著；对于非 PTSD 组而言，图片类型效应显著，$F(2, 66)=3.16$，$p<0.05$，$\eta^2=0.087$，非 PTSD 组被试在一般负性图条件下的 P2 波幅（7.27μV）显著大于中性条件下的 P2 波幅（5.51μV），其余的差异不显著。

3. ERP 的 P3 成分结果

图片类型主效应显著，$F(2, 66)=11.27$，$p<0.001$，$\eta^2=0.413$。多重比较发现，被试在地震图条件下的 P3 波幅（8.77μV）显著大于中性图条件下的 P3 波幅（6.48μV），在一般负性图条件下的 P3 波幅（7.97μV）显著大于中性图条件下的 P3 波幅（6.48μV），在地震图条件（8.77μV）和一般负性图条件（7.97μV）下的 P3 波幅差异不显著。组别主效应显著，$F(1, 33)=6.17$，$p<0.05$，$\eta^2=0.158$，PTSD 组被试的 P3 波幅（9.44μV）显著大于非 PTSD 组被试的 P3 波幅（6.04μV）。图片类型和被试组别的交互作用显著，$F(2, 66)=9.12$，$p<0.001$，$\eta^2=0.363$。简单效应分析发现，对于 PTSD 组而言，图片类型效应显著，$F(2, 66)=18.64$，$p<0.001$，$\eta^2=0.265$，PTSD 组被试在地震图条件下的 P3 波幅（11.49μV）显著大于中性图条件下的 P3 波幅（7.86μV），其余的差异不显著；对于非 PTSD 组而言，图片类型效应显著，$F(2, 66)$

=4.06，$p<0.05$，$\eta^2=0.110$，非 PTSD 组被试在一般负性图条件下的 P3 波幅（6.98μV）显著大于中性条件下的 P3 波幅（5.09μV），其余的差异不显著。

4. ERP 的 LPP 成分结果

图片类型主效应显著，$F(2, 66)=8.33$，$p<0.001$，$\eta^2=0.256$。多重比较发现，被试在地震图条件下的 LPP 波幅（7.77μV）显著大于中性图条件下的 LPP 波幅（5.89μV），在一般负性图条件下的 LPP 波幅（7.10μV）也显著大于中性图下的 LPP 波幅（5.89μV），在地震图条件下（7.77μV）和一般负性图条件下（7.10μV）的 LPP 波幅差异不显著。组别主效应显著，$F(1, 33)=5.53$，$p<0.05$，$\eta^2=0.143$，PTSD 组被试的 LPP 波幅（8.44μV）显著大于非 PTSD 组被试（5.39μV）。二者的交互作用显著，$F(2, 66)=10.19$，$p<0.001$，$\eta^2=0.389$。简单效应分析发现，PTSD 组内图片类型效应显著，$F(2, 66)=16.70$，$p<0.001$，$\eta^2=0.336$，地震图条件下的 LPP 波幅（10.37μV）显著大于中性图条件下的 LPP 波幅（4.81μV），其余的差异不显著；非 PTSD 组内的图片类型效应不显著，$F(2, 66)=2.38$，$p>0.05$。

三、创伤后应激障碍青少年对创伤场景注意偏向的电生理特征

本次研究采用点探测范式，探讨地震 PTSD 青少年对地震场景图片的注意偏向及其电生理机制。在反应时方面，PTSD 组在地震图片一致性条件下的反应时显著短于不一致性条件，表明 PTSD 青少年对地震图片存在明显的注意偏向效应，对一般负性图片却不存在此效应，非 PTSD 组在两种情绪图片一致条件下的反应时都显著长于不一致性条件，表明非 PTSD 青少年对两种情绪图片都表现出注意回避现象。在正确率方面，两组被试在地震图条件下的正确率显著低于一般负性图条件，表明地震 PTSD 青少年和非 PTSD 青少年的认知活动都受到了地震信息的干扰。

在头皮后部 ERP 方面，在注意早期阶段，两组被试在地震图片条件下的 P1 波幅均显著大于中性图片条件，表明两组被试在注意早期阶段对地震图片都表现出注意警觉现象；在注意中晚期阶段，PTSD 组在地震图片条件下的 P2、P3 和 LPP 波幅均显著大于中性图片条件，表明 PTSD 组对地震图片持续

投入更多的认知资源，对地震图片保持高激活状态，而非 PTSD 组在一般负性图片条件下的 P2 和 P3 波幅显著大于中性图片条件，对地震图片条件下的 P2 和 P3 波幅与中性图片条件差异不显著，3 种图片条件下的 LPP 平均波幅差异不显著，表明在注意中期和晚期阶段，非 PTSD 组对地震图片投入的认知资源减少，发生注意脱离现象，而对一般负性图片投入更多认知资源，进行更为精细的加工。

因此，行为与脑电数据结合表明，PTSD 青少年对地震图片表现出注意警觉-脱离困难模式，而非 PTSD 组对地震图片表现为警觉-回避模式。本次研究结果与王海涛等（2012）的不一致。王海涛等采用线索提示任务探讨了地震 PTSD 青少年对创伤相关图片注意偏向的时间进程特点，结果发现，图片呈现 100ms 时，仅控制组对地震图存在注意警觉；呈现时间为 500ms 时，PTSD 组和控制组对地震图出现注意回避；呈现时间为 1250ms 时，PTSD 组对地震图的注意偏向消失，控制组对负性图和地震图的注意偏向均消失。他们由此推断 PTSD 青少年对地震图的注意偏向始于 100ms 之前，在 100ms～500ms 这个阶段完成了从注意警觉到注意回避的转换，表现为警觉-回避模式。本次研究发现，地震 PTSD 青少年对地震信息表现为注意警觉-脱离困难模式，即在注意中晚期阶段的注意偏向模式与王海涛等的研究结果不一致，这可能与两项研究采用的实验范式和实验方法不同有关。王海涛等采用的是线索提示任务，且属于行为研究，其注意偏向模式是由行为实验结果推测而得的，而本次研究采用点探测范式结合 ERP 技术，为注意偏向的神经机制提供了直接证据。

本次研究与张妍等（Zhang et al., 2014）的研究结果部分一致。张妍等在 5·12 汶川地震后不久，采用点探测范式探讨了地震创伤暴露青少年对阈下呈现地震词的注意偏向特点。行为结果表明，地震暴露组青少年对地震图表现为注意偏向现象，ERP 结果表明，地震创伤暴露组由地震信息诱发的 C1、P1 成分潜伏期更短，C1、P1 和 P2 的波幅更大，二者结合表明创伤暴露青少年对地震信息的注意偏向始于注意的早期阶段，表现出对地震信息的注意警觉现象。本次研究采用相同的实验范式，刺激呈现时间延长至 500ms，结果同样发现地震暴露的 PTSD 组和非 PTSD 组在地震图条件下的 P1 波幅都显著大于中性图，表现出对地震图片的注意警觉现象。但是，两组被试在 P2 成分及其随后的成分上出现了分化现象，PTSD 组在地震图条件下的 P2、P3 和 LPP 成分的波幅持续大于中性图，而非 PTSD 组在地震图条件下的 P2、P3 和 LPP 成分的波幅与中性图的差异不显著，即 PTSD 组对地震信息表现为注意警觉-注意脱离困难模式，而非 PTSD 组对地震信息表现为注意警觉-注意回避模式。这可能是由于地震暴露非 PTSD 组在地震发生六年之后发生了创伤后成长，习得了有效抑制创伤情绪的策略，在发生注意警觉之后迅速从创伤情绪中脱离出来，而 PTSD 组则深陷其中难以脱离。本次研究结果说明，地震暴露 PTSD 和非 PTSD 组对地震图的注意偏向差异始于 250ms 左右。

在本次研究中，ERP 的早期、中期和晚期三种成分在一定程度上对应了贝克和克拉克（Beck & Clark，1997）的信息加工基模理论的三个阶段。根据贝克和克拉克的理论和本次实验结果，对 PTSD 的有效干预应集中于注意偏向的中晚期阶段，主要干预目标为：一是降低原始威胁模式的激活水平；二是强化更有建设性的再评估过程。另外，威廉斯等（Williams et al.，1997b）的信息加工模式认为，在压力易感体质下，注意偏向可能会成为焦虑障碍的易感因素，具有易感体质的个体面临高压力或高焦虑的环境时，更有可能发展为临床焦虑症。威廉斯等（Williams et al.，1997b）的信息加工模式解释了压力易感体质是 PTSD 形成的因素之一，同样经历了地震创伤事件，大部分幸存者可以从创伤记忆中逐渐恢复，但是只有易感体质者发展为 PTSD。从这个角度来看，PTSD 是个体易感性和环境交互作用的结果，并且 PTSD 青少年向地震图片分配注意资源延长了情感困扰情境的时间，并阻止个体从情感困扰中恢复，因此，PTSD 青少年对创伤信息的注意偏向进一步维持了他们的 PTSD 症状。

本次研究结果为 PTSD 青少年的干预提供了一定的理论基础。有研究者认为，PTSD 症状会引起个体对创伤信息的负性注意偏向，负性注意偏向又会维持 PTSD 症状（Van Bockstaele et al.，2014）。本次研究发现，PTSD 青少年对创伤信息存在注意偏向，且表现为警觉-脱离困难模式，而非 PTSD 组对创伤信息表现出警觉-回避模式，因此如果采用对创伤信息的负性注意偏向作为 PTSD 辅助诊断指标，那么注意脱离困难成分比注意警觉成分更为合适，在注意偏向的中晚期对 PTSD 青少年进行干预也会更有价值。

本次实验得出如下结论：PTSD 青少年对地震图片的注意偏向表现为警觉-脱离困难模式，而非 PTSD 青少年表现为警觉-回避模式，综合表明，两组被试对地震信息的注意偏向机制差异主要体现在注意的中晚期阶段。

第三节 创伤后应激障碍青少年对创伤词汇注意偏向的电生理特征

一、创伤后应激障碍青少年对创伤词汇注意偏向的研究过程

上述研究发现,PTSD 青少年对地震场景图片存在显著的注意偏向。由于场景信息加工与词汇语义加工存在一定的差异,场景信息加工主要涉及图像加工和场景识别,而词汇加工涉及语义提取与通达,二者存在不同的神经通路。基于此,本次研究在其基础上进一步探讨了 PTSD 个体对地震相关词和正性词注意偏向的神经机制。张妍等(Zhang et al., 2014)采用 ERP 技术进行研究发现,地震创伤暴露青少年对地震词表现出注意偏向效应,并表现为在地震词条件下 C1、P1 的潜伏期更短、波幅更大,因此本次研究假设:与非 PTSD 组相比,PTSD 青少年对地震词存在注意偏向效应,并体现为在地震词条件下的 P1 波幅大于非 PTSD 组。

(一)研究对象与研究材料

研究对象同本章第二节。实验材料为地震词汇、正性词汇和中性词汇,词汇选定参考了前人的研究,并由 30 名大学生进行效价和唤醒度 1~9 九点量表评定,根据评定结果,最后选定地震词汇和正性词汇各 4 个、中性词汇 16 个。3 种词汇的愉悦度差异显著,地震词汇的愉悦度显著低于正性词汇和中性词汇,正性词汇的愉悦度显著高于中性词汇,地震词汇和正性词汇的唤醒度显著高于中性词汇,地震词汇和正性词汇的唤醒度差异不显著(表 5-4)。

表 5-4 不同类型词汇的评价结果

词汇类型	愉悦度		唤醒度	
	M	SD	M	SD
地震词	3.06	0.38	5.65	0.43
中性词	4.85	0.58	2.53	0.28
正性词	5.96	0.27	5.81	0.55

3 种词汇构成了 3 种词汇对，分别为地震词-中性词、正性词-中性词、中性词-中性词，地震词汇和正性词汇在中性词汇左侧或右侧的次数相同。对每个词对中的两个词汇在词频和笔画上都进行了匹配。字体为宋体 48 号，词汇对随机呈现在 17 英寸的屏幕中心两侧（Zhang et al., 2014），每种词汇对各 4 个，并进行左右位置平衡。

（二）研究设计

本次实验为 2（词汇类型：地震词、正性词、中性词）×2（组别：PTSD 组、非 PTSD 组）的二因素混合实验设计。为了观察不同情绪图片诱发的 ERP 波形，在脑电实验设计中加入中性-中性图片对条件。行为实验的因变量为反应时、正确率，脑电实验的因变量为头皮后部 P1、P2、P3 的波幅（峰-峰值）和 LPP 的平均波幅。

（三）研究程序

实验采用 E-prime2.0 软件进行编程和呈现，刺激通过 17 英寸显示器（分辨率为 1024×768 像素，刷新率为 85Hz）呈现。被试坐于一间隔音、匀光的实验室内，眼睛正对屏幕中心，眼睛距离屏幕中心约 70cm。每个试次开始，白色背景的屏幕中心呈现一个注视点"●"500ms，然后在屏幕中心两侧分别呈现一个情绪词和中性词 500ms。词汇消失后呈现白屏 100ms，然后在其中一个词汇出现过的位置呈现一个蓝色"+"号，且在两个位置上呈现的次数相同，被试判断"+"号位置并按键反应。"+"出现在屏幕中心的左边则按"Z"键，"+"出现在屏幕中心的右边则按"M"键。被试要尽量又快又准确地进行按键反应。如果被试在 2000ms 内没有按键，则自动开始下一个实验。正式实验开始前，先让被试进行 10 个试次的练习。正式实验中每种词对呈现 4 次，共 288 个试次。为平衡顺序误差，3 种情绪词对随机呈现。

（四）数据处理

将被试的正确率和反应时数据输入 SPSS17.0 进行统计分析。删除被试反应错误的试次和极端反应时间的数据（<100ms 和>1000ms），并剔除 3 个标准差以上的反应时数据，约 2%的试次数被剔除。以反应时和正确率为因变量，进行 3（词汇类型：地震词、正性词、中性词）×2（组别：PTSD 组、非 PTSD 组）的两因素重复测量方差分析。

根据相关参考文献以及本次实验中被试的反应情况对 EEG 数据进行离线处理。选取的分析时程是搜索序列呈现前 150ms 到呈现后 1000ms，基线为线索呈现前 150ms，波幅超过±80μV 的被视为伪迹自动剔除。将被试在同种条件下的 EEG 进行叠加平均，得到每个被试在 3 种实验条件下正确反应的 EEG（叠加次数均在 50 次以上）。由于实验时间较长，PTSD 组和非 PTSD 组中各 9 个数据伪迹严重、有效叠加次数较少，被予以剔除。最终得到 PTSD 组的 21 个有效数据，非 PTSD 组的 21 个有效数据。

观察所有被试叠加后的 ERP 波形以及本次研究目的，参考相关研究（Solomon et al.，2012）选取时间窗口进行统计分析。两种情绪类型和中性条件下诱发的脑电数据的头皮成分、时间窗口和选取电极分别为 P1（165～185ms，O_1、O_2、O_z）、P2（280～290ms，O_1、O_2、O_z）、P3（355～370ms，O_1、O_2、O_z）、LPP（460～600ms，O_1、O_2、O_z）。以 P1、P2 和 P3 的波幅、LPP 的平均波幅为统计指标，进行 3（词汇类型：地震词、正性词、中性词）×2（组别：PTSD 组、非 PTSD 组）的两因素重复测量方差分析。采用 SPSS17.0 统计软件进行数据处理，并对不满足球形检验的统计效应采用 Greenhouse-Geisser 法矫正 p 值。

二、创伤后应激障碍青少年对创伤词汇注意偏向的量化分析

（一）反应时结果分析

被试在不同词汇类型条件下的反应时结果见表 5-5。

表 5-5 被试在不同词汇类型下的探测反应时 （单位：ms）

词汇类型	PTSD 组		非 PTSD 组	
	M	SD	M	SD
地震词	366	33	378	39
中性词	368	35	377	37
正性词	372	38	380	29

重复测量方差分析发现，词汇类型主效应不显著，$F(2, 58)=0.45$，$p>0.05$；组别主效应不显著，$F(1, 58)=1.78$，$p>0.05$；词汇类型和组别的交互作用不显著，$F(2, 58)=0.23$，$p>0.05$。

（二）正确率结果分析

被试在各不同词汇类型条件下的正确率见表 5-6。重复测量方差分析发现，词汇类型主效应显著，$F(1, 58)=65.86$，$p<0.001$，$\eta^2=0.948$，两组被试在地震词条件下的正确率显著低于中性词和正性词条件，在中性词和正性词条件下的正确率差异不显著。组别主效应不显著，$F(1, 58)=3.14$，$p>0.05$，词汇类型和组别的交互作用不显著，$F(2, 58)=1.38$，$p>0.05$。

表 5-6 被试在不同词汇条件下的正确率　　（单位：%）

情绪类型	PTSD 组		非 PTSD 组	
	M	SD	M	SD
地震词	46	5	43	9
中性词	89	11	87	12
正性词	90	13	86	16

（三）ERP 成分分析

以词汇对的 P1、P2 和 P3 波幅（峰-峰值）以及 LPP 的平均波幅为统计指标，进行 3（词汇类型：地震词、正性词、中性词）×2（组别：PTSD 组、非 PTSD 组）的两因素重复测量方差分析。

1. P1 结果

词汇类型主效应不显著，$F(2, 58)=0.13$，$p>0.05$；组别主效应显著，$F(1, 58)=5.52$，$p<0.05$，$\eta^2=0.121$，PTSD 组波幅（2.69μV）显著大于非 PTSD 组（1.04μV）；二者的交互作用不显著，$F(2, 58)=0.66$，$p>0.05$。

2. P2 结果

词汇类型主效应不显著，$F(2, 58)=0.91$，$p>0.05$；组别主效应不显著，$F(1, 58)=0.45$，$p>0.05$；二者的交互作用不显著，$F(2, 58)=0.28$，$p>0.05$。

3. P3 结果

词汇类型主效应不显著，$F(2, 58)=0.95$，$p>0.05$；组别主效应边缘显著，$F(1, 58)=5.59$，$p<0.05$，$\eta^2=0.136$，PTSD 组波幅（3.51μV）大于非 PTSD 组（1.53μV）；二者的交互作用不显著，$F(2, 58)=0.41$，$p>0.05$。

4. LPP 结果

词汇类型主效应不显著，$F(2, 58)=0.01$，$p>0.05$；组别主效应不显著，$F(1, 58)=1.92$，$p>0.05$；二者的交互作用不显著，$F(2, 58)=0.61$，$p>0.05$。

三、创伤后应激障碍青少年对创伤词汇注意偏向的特点

本次研究结果表明，在正确率方面，两组被试在地震词条件下的正确率显著低于正性词条件；在反应时方面各主效应不显著，在 ERP 指标上，在头皮后部 P1 成分上，组别主效应显著，PTSD 组的波幅显著大于非 PTSD 组。结合行为和 ERP 数据进行分析发现，PTSD 组和非 PTSD 组在地震词条件下的正确率都显著低于正性词条件，说明两组被试的认知功能都受地震经验的影响。同时，PTSD 组在两种情绪词一致条件下的反应时都显著短于不一致条件，表明 PTSD 组对两种情绪词都存在注意偏向，而非 PTSD 组则没有表现出此现象，并且 PTSD 组的 P1 波幅显著大于非 PTSD 组，表明与非 PTSD 组相比，PTSD 组青少年对任务中的词汇信息的注意警觉性更高。

本次研究结果与张妍等（Zhang et al., 2014）的研究结果一致。虽然张妍等的研究中选用的被试为地震创伤暴露的非 PTSD 个体和正常个体，且发现非 PTSD 个体对地震词存在注意偏向，但是该研究结果是在点探测掩蔽范式中得到的，该实验程序中的词汇信息仅呈现 14ms，随后立刻呈现掩蔽刺激，测量的是个体对地震词的无意识加工特点。同时，该研究报告在预实验中，将词汇对呈现时间延长到 500ms 时，非 PTSD 个体和正常组个体未表现出任何注意偏向现象，这与本次研究的结果是一致的。

另外，本次研究又是对张妍等（Zhang et al., 2014）研究的拓展。张妍等（Zhang et al., 2014）的研究中的材料仅采用了地震词，并未采用正性词，而本

次研究采用了地震词和正性词两种情绪词，进一步探究 PTSD 个体和非 PTSD 个体对创伤相关和正性情绪词的加工特点。研究结果表明，PTSD 组并未表现出对地震词和正性词注意偏向的分离，这与莫拉迪等（Moradi et al.，1999）的研究结果是不一致的。莫拉迪等的研究探讨了 PTSD 儿童和青少年对创伤相关信息和正性信息的注意偏向特点，结果表明与控制组相比，PTSD 组仅对创伤词存在明显的注意偏向，未表现出对正性情绪信息的注意偏向特点。本次研究中，PTSD 青少年对创伤相关和正性信息都表现出注意偏向，这可能是由于词汇信息只是间接情绪信息，它对个体负性情绪记忆的激活水平尚不确定（Van et al.，2010），可能本次研究中采用的创伤相关词和正性词对 PTSD 青少年的情绪记忆的激活水平相当，从而都诱发了注意偏向现象。情绪场景图片的效价比情绪词更强烈，既可以反映感官信息，又可以反映情感信息，二者结合比单一维度的词汇信息更能激活个体的负性情绪记忆，生态效度也高于词汇材料（Mogg & Bradley，2005）。

第四节　创伤后应激障碍青少年对创伤信息注意偏向的机制

一、青少年对创伤信息注意偏向的行为特征

本次研究使用点探测范式，通过记录被试的反应时和 ERP，探讨了经历地震后的青少年群体的早期注意加工特点。在反应时方面，PTSD 组在地震相关图一致性条件下的反应时显著短于不一致性条件，在一般负性图两种线索条件下的反应时的差异不显著，表明 PTSD 组对地震相关图存在明显的注意偏向效应；非 PTSD 组在一般负性图条件下的反应时显著短于地震相关图条件，并且在一般负性图、地震相关图条件下，一致性条件下的反应时均显著长于不一致条件，表明非 PTSD 组对两种负性图都存在注意回避现象。

总体而言，PTSD 青少年对地震相关刺激存在明显的注意偏向现象，在时间进程上表现为注意警觉-脱离困难机制，对一般负性刺激表现出警觉-回避模式，而非 PTSD 青少年对地震刺激和一般负性刺激则都表现为警觉-回避模

式。PTSD青少年比非PTSD青少年对地震相关刺激更警觉且更难脱离，而这一现象并未泛化至一般负性刺激。

二、创伤后应激障碍青少年对创伤信息注意偏向的电生理机制

在前面行为研究的基础上，后续进一步采用ERP技术，探讨了PTSD青少年对地震词和地震图片的注意偏向的脑电变化情况。结果表明，两组被试在地震词条件下的正确率显著低于正性词条件，PTSD组的正确率低于非PTSD组；PTSD组对情绪词反应时的P1波幅显著大于非PTSD组。结果表明，PTSD组和非PTSD组的认知活动都受到地震创伤的影响，导致在地震词条件下的正确率都显著低于正性词条件，PTSD组的认知活动受损更为严重。同时，PTSD组在两种情绪词一致条件下的反应时都显著低于不一致条件，表明他们对情绪词都存在注意偏向，并且PTSD组的P1波幅显著大于非PTSD组，表明与非PTSD组相比，PTSD组存在注意警觉现象。但是，PTSD组并未表现出对地震词和正性词注意偏向的分离，这可能是由于词汇信息只是间接情绪信息，它对个体负性情绪记忆的激活水平尚不确定（Van et al., 2010）。研究中采用的创伤相关词和正性词对PTSD青少年的情绪记忆的激活水平相当，从而都诱发了注意偏向现象，所以这个结果可能是实验材料的局限性导致的。

研究进一步探究了PTSD青少年对地震图片的注意偏向以及时程特点，结果表明，与行为研究的正确率结果相一致，两组被试在地震图片条件下的正确率显著低于正性图片条件，表明两组被试的认知能力都受到了地震创伤的影响，表现出对地震图片明显的注意偏向效应，对正性图片却不存在此效应，表明非PTSD青少年对两种情绪图片都表现出注意回避现象。在头皮后部ERP早期成分上，两组被试对地震图片的反应时P1波幅均显著大于中性图片，表明两组被试对地震图片都存在早期特异性高激活现象，而在中晚期成分上，两组被试对两类情绪图片的注意加工发生了分离现象。PTSD组在地震图片条件下的P2、P3和LPP波幅均显著高于中性图片条件，非PTSD组在正性图片条件下的P2和P3波幅显著高于中性图片条件，表明PTSD组在对地震图片反应时，头皮后部持续高激活，而非PTSD组对正性图片反应时存在头皮后部高激活现象。在头皮前部ERP方面，PTSD组在3种情绪图片条件下的N400波幅

差异不显著，而非 PTSD 组在正性图片条件下的 N400 波幅显著高于地震图和中性图条件，这一结果与非 PTSD 组头皮后部的 ERP 结果相一致。

行为数据与脑电数据表明，两组被试在注意早期阶段对地震图片都存在注意警觉现象，随后 PTSD 组对地震图片保持高水平激活，沉浸于地震信息中难以自拔，表现出注意脱离困难现象，而非 PTSD 组迅速对地震图片信息进行了有效抑制，在头皮后部和前部都对正性图片表现出注意高激活现象，表明非 PTSD 组的情绪调节能力强于 PTSD 组。因此，在时间进程上，PTSD 青少年对地震图片表现为注意警觉-脱离困难模式，非 PTSD 青少年则表现为注意警觉-注意回避模式，二者的负性注意偏向神经机制差异主要体现在注意中晚期阶段。

三、创伤后应激障碍青少年对创伤信息产生注意偏向的原因

研究发现，与非 PTSD 青少年相比，PTSD 组青少年对情绪词存在注意警觉-注意脱离困难模式，但对创伤相关词未表现出负性注意偏向特异性；PTSD 青少年对地震图片存在明显的注意偏向现象，在时间进程上表现为注意警觉-注意脱离困难机制，而非 PTSD 青少年则对地震图片表现为注意回避现象，在时间进程上表现为注意警觉-注意回避机制；PTSD 组对所有类型的地震图片都表现出警觉-注意脱离困难模式，非 PTSD 组对不同程度的地震图片都表现出警觉-回避模式，地震图片的情绪效价效应体现在注意加工的中期阶段。在探讨 PTSD 青少年对创伤信息是否发生泛化方面，PTSD 组呈现出警觉-注意脱离困难模式，对一般负性图片表现出警觉-回避模式，而非 PTSD 组对两类图片都表现出警觉-回避模式。

本次研究结果与派因等（Pine et al., 2005）的研究不一致。派因等（Pine et al., 2005）的研究发现，PTSD 儿童对负性表情存在明显的注意回避现象，而本次研究结果表明 PTSD 青少年对地震图表现出注意警觉-注意脱离困难现象，这种差异可能源于实验方式不同。派因等（Pine et al., 2005）采用点探测行为研究发现了 PTSD 儿童的注意回避现象，在该研究中，情绪表情对的呈现时间为 500ms，有可能在早期 PTSD 儿童已出现注意警觉现象，随后这种注意偏向效应受到抑制而表现出注意回避现象，而本次研究采用 ERP 技术，实时

创伤后应激障碍青少年的注意加工

记录PTSD青少年对负性信息加工时程的变化，为PTSD青少年的负性注意偏向特点提供更为可靠的研究证据。实验结果出现差异也可能是由于创伤源的不同。在派因等（Pine et al., 2005）的研究中，PTSD创伤源为躯体虐待，这种情况在生活中发生的频率比较高，PTSD儿童有可能先出现对威胁刺激的朝向反应，然后紧接着出现躲避行为，这种自我防御机制阻止了习惯化的形成造成焦虑状态的持续。本次研究中PTSD被试的创伤源为自然灾害，爆发的频率很低，并且发生后得到了社会的广泛关注和支持，由此造成了PTSD青少年的注意警觉-脱离困难机制。本次研究结果与莫拉迪等（Moradi et al., 1999）的研究结果相一致，两项研究都发现PTSD组儿童青少年对创伤词存在明显的注意偏向，未泛化至一般威胁词汇。综合表明，创伤事件导致PTSD儿童青少年对负性信息的注意偏向信息仅体现在创伤信息方面，未出现泛化现象。

目前，关于PTSD负性注意偏向的理论主要有以下4个。①贝克和克拉克（Beck & Clark, 1997）的信息加工基模理论，他们认为个体对信息的加工分为3个阶段：在第一阶段，个体会对信息进行自动加工，并对信息的效价及与自己的相关程度进行评估；在第二个阶段，如果某些信息在第一个阶段被评价为威胁刺激，那么个体大脑中原始的威胁模式就会被激活，这种原始的威胁模式控制信息加工过程，从而导致负性注意偏向的出现，该阶段的结果是一个集行为、认知、生理和情感反应的综合模式，贝克和克拉克称之为"焦虑"状态；在第三个阶段，若原始的威胁模式激活的水平过高，它将会阻止更有建设性的再评估过程，并导致焦虑程度进一步增加（Beck & Clark, 1997）。②威廉斯（Williams）的信息加工模式，威廉斯认为，在压力易感体质下，注意偏向会成为焦虑障碍的易感因素。如果具有易感体质的个体面临高压力或高焦虑的环境，他更有可能发展为临床焦虑症（Williams et al., 1997b）。③莫格（Mogg）和布拉德利（Bradley）的认知动机理论认为，负性注意偏向涉及两个功能系统——效价评估系统和目标投入系统。效价评估系统是对刺激的威胁程度进行评估，评估的结果将会被传递到目标投入系统，如果刺激被评估为威胁性刺激，目标投入系统将会终止当前目标的追寻，转而加工威胁性刺激。因此，效价评估系统的结果决定了注意的分配（Mogg & Bradley, 1998）。④巴-海姆等（Bar-Haim et al., 2007）结合上述理论模式，提出的整合模式，这个模式包含

第五章 创伤后应激障碍青少年对创伤信息注意偏向的电生理特征

4个系统——前注意威胁评估系统、资源分配系统、威胁评估系统、目标投入系统。前注意威胁评估系统对潜在刺激的威胁程度进行评估,如果威胁程度高,资源分配系统将会被激活,反过来引起生理警觉、当前活动的终止、注意指向刺激出现的位置。资源分配系统的结果成为威胁评估系统的输入,在威胁评估系统中,当前刺激与记忆或先前学习经验相比较,并考虑情境和可能的处理机制。这个威胁评估系统是对刺激的威胁程度的有意识的评价,如果评价结果很高,那么目标投入系统会终止对当前目标的追随,降低焦虑成为个体当前的主要目标。

本次研究结果支持上述4个理论,ERP的早其、中期和晚期三种成分在一定程度上对应了贝克和克拉克(Beck & Clark,1997)的信息加工理论,ERP的早期成分对应其第一阶段,反映PTSD青少年个体会对负性信息进行自动化加工,并对信息的效价及与自己的相关程度进行评估,还对不同程度地震图片和一般负性图片都表现出注意警觉现象;ERP中期成分对应其第二个阶段,在第一个阶段被评价为威胁刺激的负性信息会激活大脑中的威胁模式,所以不同地震图片以及地震图片与一般负性图片的差异性加工都体现在该阶段;ERP晚期成分对应其第三个阶段,该阶段了反映PTSD青少年对负性信息的进一步认知加工、对地震图片投入更多认知资源,从而导致焦虑程度的提高(Beck & Clark,1997)。因此,根据贝克和克拉克的理论,对PTSD的有效治疗应集中于两方面:一是降低原始威胁模式的激活水平;二是增强更有建设性的再评估。威廉斯(Williams)的信息加工模式解释了PTSD的形成原因,同样经历了地震创伤事件,但是只有易感体质者发展为PTSD,大部分幸存者可以从创伤记忆中逐渐恢复。从这个角度来看,PTSD是个体易感性和环境交互作用的结果,并且PTSD青少年向地震图片分配了更多的认知资源,这进一步强化了他们情绪问题,并阻止个体从情绪问题中恢复,因此负性注意偏向维持了PTSD青少年的症状。莫格(Mogg)和布拉德利(Bradley)提出的认知动机理论认为,PTSD青少年的焦虑水平决定了其在效价评估系统中对威胁刺激的默认反应性,如果焦虑水平很高,那么效价评估系统更可能将刺激识别为具有威胁性,即使该刺激的客观威胁程度是轻微的。因此,与非PTSD青少年对威胁性刺激的加工特点相对照,只有PTSD青少年对轻微的地震图片产生了注意偏向。

创伤后应激障碍青少年的注意加工

巴-海姆等（Bar-Haim et al., 2007）的整合模式表明，资源分配系统的操作引起 PTSD 青少年的负性注意偏向，即资源分配系统的高敏感性引起对刺激的注意资源的分配，即使是在前注意阶段被评估为轻微威胁的刺激。因此，PTSD 症状的发生和持续可能源于资源分配系统的偏向，即对被评估为轻微威胁刺激的过度资源分配，这种资源分配特点可能是部分地震创伤暴露个体发展为 PTSD 的易感因素。

已有研究发现，对威胁信息的注意偏向是焦虑障碍患者认知模式的首要特点，是引发和维持情绪障碍症状的关键因素（Van Bockstaele et al., 2014），因此可考虑采用注意训练任务对 PTSD 青少年进行干预。注意训练任务指的是采用标准的注意偏向范式（如点探测任务），通过改变一致性或不一致性实验的比例来实现个体对某类刺激的注意偏向或注意回避。通常将被呈现高概率不一致性实验的被试组称为"回避威胁组"，而"注意威胁组"是指被训练为直接注意威胁性刺激，在刺激中，一致性实验的概率高于不一致性实验，非注意控制组的一致性实验和非一致性实验概率相同。部分研究比较了回避威胁组与注意威胁组（或非训练控制组）的焦虑变化量，结果发现注意训练任务确实可以改变个体的焦虑水平（Van Bockstaele et al., 2014）。麦克劳德等（Macleod et al., 2002）向被试呈现更高概率的点探测一致性实验，训练被试对负性词的注意。结果表明，回避威胁组被试报告更低的焦虑水平，且对压力任务表现出更少的沮丧情绪，这表明注意偏向的变化影响了被试的焦虑易感性。同时，埃尔达尔等（Eldar et al., 2008）对 7～12 岁儿童重复了麦克劳德等的研究，结果证明，在对压力源进行自我报告时，回避威胁训练组比注意威胁训练组的焦虑水平提高幅度更小。因此，在本次研究结果的基础上，可考虑采用注意训练任务来减弱 PTSD 青少年对地震信息的注意偏向程度，从而对其 PTSD 症状起到一定的缓解作用。本次研究发现，PTSD 个体与非 PTSD 青少年对地震图都表现出早期的注意警觉现象，两组被试在注意中晚期阶段才发生注意偏向的分离，PTSD 青少年对所有地震图片均表现出注意警觉-注意脱离困难效应，并且这种效应并未泛化至一般负性图片，因此在对 PTSD 青少年的注意偏向特点进行干预训练时，应采用地震相关图片作为注意偏向训练材料，且要延长图片的呈现时间，在注意的中晚期阶段实现对 PTSD 青少年的注意偏向矫正，并且对地震相关图片的选择没有限制，无论重程度还是轻程度的地震图片，都可以作为注意偏向任务的材料，且不需要选取一般负性图片作为训练材料。

同时，本次研究还证实，注意脱离困难成分在 PTSD 青少年负性注意偏向中占据主要地位，因此在临床诊断方面，注意脱离困难比注意警觉更适合作为 PTSD 诊断的辅助指标。

第六章
创伤后应激障碍青少年执行功能缺陷的情绪特异性

第一节 创伤后应激障碍患者的执行功能

已有研究发现，PTSD 患者在注意、记忆、执行功能等认知方面存在缺陷（杨海波等，2017a；Buckley et al.，2000）。执行功能是指个体在实现某一特定目标时，以灵活、优化的方式控制多种认知加工过程协同操作的一般性控制机制，包含注意抑制、任务管理、计划、监控、编码五个方面（Smith & Jonides，1999）。泽拉佐等（Zelazo et al.，2002）将执行功能这一复杂认知过程分为"冷"执行功能（纯认知部分）和"热"执行功能（伴有情绪唤醒的认知）两个方面。一些以不同创伤性事件导致的 PTSD 患者为被试的研究结果表明，PTSD 成人存在执行功能缺陷，主要有战争（Ashley et al.，2013）、性虐待（Cassiday et al.，1992）、交通事故（Bryant & Harvey，1995；Thrasher et al.，1994）及自然灾害（Eren-Kocak et al.，2009）等方面的研究。虽然这些研究的结果存在不一致性，但是都表明成人 PTSD 患者在执行功能方面存在一定的缺陷。儿童青少年期是执行功能发展的重要阶段，近年来关于 PTSD 儿童青少年执行功能的研究也逐渐增多。例如，有一些研究发现，PTSD 儿童青少年存在执行功能缺陷，创伤类型主要包括地震（Yang et al.，2014）、儿童期虐待（Beers & Bellis，2002；Freeman & Beck，2000）、交通事故和暴力事件（Moradi et al.，1999）、混合创伤（Schoeman et al.，2009；Armengol &

Cavanaugh-Sawan，2003）等方面。

一些研究探讨了 PTSD 青少年在"冷"执行功能方面的特点。贝尔斯等（Beers et al.，2002）采用经典 Stroop 任务对 14 名 PTSD 儿童（12 岁左右）进行执行功能的测量，其中 7 名遭受过性虐待，2 名遭受过身体虐待，5 名为暴力事件目击者，控制组为未遭受任何虐待的正常儿童。结果表明，PTSD 组的 Stroop 干扰效应显著大于控制组儿童，与正常儿童相比，PTSD 儿童在"冷"执行功能方面存在缺陷（Beers et al.，2002）。阿芒戈尔等（Armengol et al.，2003）以 15 名 PTSD 儿童、15 名注意缺陷与多动障碍（attention deficit and hyperactivity disorder，ADHD）儿童和 15 名正常儿童（9～12 岁）为被试，重复了贝尔斯等的研究，结果却发现 PTSD 组在颜色命名反应时和 Stroop 干扰效应上与 ADHD 儿童、正常儿童均无显著差异，这表明 PTSD 儿童的"冷"执行功能并不比 ADHD 和正常儿童差。为了进一步探讨这种结果的不一致，一项研究（Yang et al.，2014）采用经典 Stroop 范式，分别在 5·12 汶川地震发生 4 个月和 12 个月后，对 34 名 PTSD 青少年和 66 名地震暴露非 PTSD 青少年（9～17 岁）进行了研究。结果发现，无论是地震后 4 个月还是 12 个月，两组被试的 Stroop 效应量的差异均不显著，表明地震 PTSD 青少年的"冷"执行功能并没有受损。但是，该研究同时采用监护人量表评定法对这些被试进行了评定，发现两组被试在与情绪控制有关的执行功能方面存在显著差异（Yang et al.，2014），但该研究未对 PTSD 青少年与情绪控制有关的"热"执行功能进行进一步分析。

除探讨 PTSD 青少年"冷"执行功能之外，还有研究探讨了 PTSD 青少年对创伤信息的"热"执行功能特点。莫拉迪等（Moradi et al.，1999）采用情绪 Stroop 范式，对 23 名 9～17 岁的儿童和 PTSD（交通事故和暴力事件）青少年进行了研究，控制组为 23 名正常儿童和青少年，研究材料有 5 种词汇，分别为积极词汇、中性词汇、抑郁相关词汇、一般威胁词汇和创伤相关词汇。结果表明，与控制组相比，PTSD 组对创伤词汇颜色判断的反应时显著长于中性词汇，说明 PTSD 组儿童和青少年在"热"执行功能方面存在缺陷。弗雷曼和贝克（Freeman & Beck，2000）采用情绪 Stroop 范式进行了研究，被试为 20 名 11～17 岁遭受性虐待的 PTSD 青少年、13 名有性侵经历的非 PTSD 青少年和 20 名正常青少年，材料分别为性虐待词汇、发展相关（信任、隐私和亲密等）

词汇、威胁性词汇、积极词汇和中性词汇。结果表明，PTSD组对性虐待和发展相关词汇的Stroop干扰效应显著大于非PTSD组，PTSD组对所有词汇颜色命名的反应时长于控制组被试，且三组青少年对性虐待相关词都表现出了显著的Stroop效应，表明遭受性虐待的PTSD组"热"执行功能与非PTSD组、控制组的表现一致，PTSD组、非PTSD组中的创伤暴露组和控制组对创伤信息都存在抑制困难。另有研究者在5·12汶川地震一个月后，采用情绪Stroop范式对12名地震创伤暴露群体和12名控制组进行对比，实验材料为地震词和中性词。结果表明，创伤暴露群体对地震词的颜色命名反应时显著长于中性词和控制组，并且ERP数据表明，创伤暴露非PTSD组被试在地震词条件下的额顶部P350波幅显著大于中性词条件，说明创伤暴露组对地震词的加工占用了更多的认知资源，地震创伤暴露组对地震词信息也存在"热"执行功能缺陷（Qiu et al., 2009）。

上述研究采用经典Stroop范式和情绪Stroop范式，从"冷""热"执行功能两方面对PTSD青少年进行了探索，研究结果却存在不一致性。对于这种不一致性，可能的原因有以下几个方面：①创伤来源存在差异。在贝尔斯等（Beers et al., 2002）的研究中，PTSD患者的创伤来自三方面，具有一定的混淆性；在另一项研究中，PTSD被试的创伤源为自然灾害（Yang et al., 2014）；还有一些研究中，创伤来源于虐待、交通事故、暴力事件等；另有一些研究并没有提及创伤来源，比如，阿芒戈尔等（Armengol et al., 2003）的研究未阐明PTSD被试的创伤来源。不同创伤事件引起的PTSD症状存在一定差异，从而致使对不同类型信息的抑制功能存在差异。②被试间的差异较大。不同研究中的儿童青少年年龄跨度较大，从6岁到16岁，这个时期是个体认知能力发展的快速时期，其执行功能也处于快速发展之中。因此，有些研究中所出现的PTSD个体与非PTSD个体之间的执行功能差异，可能是由年龄的差异引起的。③实验材料方面的差异。例如，实验材料有不同类型的创伤相关词汇、与创伤相关的发展性词汇、积极词汇、消极词汇以及中性词汇。

情绪Stroop任务是对PTSD患者"热"执行功能测量的方法之一，是研究PTSD对创伤情绪激活程度的可靠范式（Mcnally, 1998）。在情绪Stroop任务中，创伤信息会自发启动并高度激活PTSD者关于创伤事件的情景记忆，干扰当前的目标任务，从而导致对创伤信息的颜色命名任务延迟（Mcnally et al.,

第六章
创伤后应激障碍青少年执行功能缺陷的情绪特异性

1993）。但是，莫拉迪等（Moradi et al.，1999）发现，PTSD 青少年在情绪 Stroop 任务中表现出缺陷，邱江等（Qiu et al.，2009）的研究结果表明，非 PTSD 的创伤暴露青少年也在情绪 Stroop 任务中存在缺陷，甚至弗雷曼和贝克（Freeman & Beck，2000）还发现正常青少年在情绪 Stroop 任务中也表现出缺陷。那么，地震 PTSD 青少年、非 PTSD 创伤暴露青少年和非灾区青少年在情绪 Stroop 任务中的表现是否具有差异？PTSD 症状有延迟出现的特点，一般在遭受创伤数日、数周甚至数月后才出现。同其他一些精神障碍一样，随着时间的推移，PTSD 患者普遍存在非适应性的泛化现象（Lissek，2012）。非适应性泛化现象产生是在 PTSD 形成之后，与记忆相关的神经系统及脑结构发生了一系列改变，这些改变导致创伤事件相关记忆出现扭曲，与此同时个体的执行功能也遭到了破坏（Jovanovic et al.，2012）。那么，这种执行功能的破坏是只体现在与特异性情绪相关的"热"执行功能方面，还是已泛化至"冷"执行功能方面？

基于上述原因，本次研究采用经典 Stroop 范式和情绪 Stroop 范式来探讨 PTSD 青少年的执行功能特点。实验一采用经典 Stroop 范式测量 PTSD 患者的"冷"执行功能，实验二采用情绪 Stroop 范式，以地震词、正性词和中性词为实验材料，检验 PTSD 患者的"热"执行功能，以此来探究 PTSD 患者执行功能缺陷是否具有情绪特异性。

经典 Stroop 任务属于典型的测量"冷"执行功能任务，此任务要求被试忽略颜色词的词义，对其书写颜色进行命名。在词义与书写颜色不一致条件下，被试会自动激活词义的加工，并通过抑制此加工过程从而实现对其书写颜色的命名。因此，与词义和书写颜色一致的条件相比，在二者不一致的条件下被试的反应时更长、错误率更高，即 Stroop 效应（Stroop，1935；Macleod，1991）。情绪 Stroop 任务是对"热"执行功能进行测量的经典范式，指当命名不同颜色写成的"情绪词"和"中性词"的颜色时，对前者的颜色命名时间要显著长于后者，这种情绪信息对认知任务产生的干扰效应，就是情绪 Stroop 效应（Williams et al.，1996）。

结合以上研究，本次研究假设：①在经典 Stroop 任务中，地震 PTSD 青少年的 Stroop 效应与非 PTSD 组、控制组无显著差异，在"冷"执行功能方面表现正常；②在情绪 Stroop 任务中，地震 PTSD 青少年对地震词的 Stroop 效应要显著大于正性词和中性词,地震 PTSD 青少年对地震词的 Stroop 效应要显著大于非 PTSD 青少年和控制组,地震 PTSD 青少年在与创伤信息相关的"热"执行功能方面存在缺陷。

第二节 创伤后应激障碍青少年对非情绪性信息的激活与抑制

一、创伤后应激障碍青少年对非情绪性信息加工研究过程

（一）研究对象的选择

研究人员对 5·12 汶川地震灾区绵竹市某乡镇中学 947 名在校初中生进行 PTSD 筛查。地震暴露 PTSD 组的纳入标准如下：①亲身经历过 5·12 汶川地震；②符合 DSM-5 中的 PTSD 诊断标准,有 1 个闯入症状、1 个回避症状、2 个认知与情绪负性改变以及 2 个唤起与反应性改变症状的得分等于或大于 2,筛查为阳性（Wang et al., 2015）,并由当地市级三甲医院精神科医生进行了确诊。排除标准如下：①排除重性精神疾病患者；②排除智力低下者；③排除了那些由非地震事件引起的 PTSD 症状的个体。地震暴露非 PTSD 组纳入标准如下：①亲身经历过 5·12 汶川地震；②不符合 PTSD 诊断标准。排除标准如下：①排除重性精神疾病患者；②排除智力低下者。

根据纳入和排除标准,以及被试的性别、年龄和父母婚姻情况等匹配标准,最终得到 PTSD 组 28 人（13~17 岁,14 名男性,14 名女性）,非 PTSD 组 28 人（13~17 岁,14 名男性,14 名女性）,控制组 28 人（13~17 岁,15 名男性,13 名女性）。所有被试身体健康,无色盲、色弱,熟悉相关电脑操作。充分了解实验内容后,被试自愿参加实验,所有被试家长或监护人签署了知情同意书,实验后获得相应的报酬。本次研究正式开始前,研究方案通过了该地区医院医学伦理委员会的审核及批准。

（二）实验材料

实验材料为"红""绿"词汇，分别呈现为红色和绿色，为宋体 20 号，水平视角为 1.6°，垂直视角为 0.8°，词汇随机呈现在 17 英寸的屏幕中心（Zhang et al., 2014）。每种词汇各 12 个，共计 48 个试次。

（三）研究设计和实验程序

采用 3（组别：PTSD 组、非 PTSD 组、控制组）×2（色词一致性：一致、不一致）的二因素混合实验设计。因变量为准确率、反应时、Stroop 效应量。Stroop 效应量=$RT_{不一致}-RT_{一致}$。为平衡顺序误差，4 种类型词随机呈现。

材料呈现、反应时和正确率记录通过 E-prime2.0 实现。被试坐在离屏幕中心 60cm 处，刺激呈现背景为白色。实验开始后，首先在屏幕中央呈现一个注视点"+"500ms，然后在屏幕中心呈现"红"或"绿"词，要求被试对词汇的颜色进行命名，词汇颜色为红色则按"Z"键，绿色则按"M"键，要求被试尽量又快又准确地进行按键反应，被试反应完成后词消失。正式实验开始前先让被试进行 10 个试次的练习。

（四）数据处理

将被试的正确率和反应时数据输入 SPSS17.0 进行统计分析。删除被试反应错误的试次和极端反应时的数据（<100ms 和>1000ms）（MacLeod，1991），并剔除 3 个标准差以上的反应时数据，约 2%的试次数被剔除。以反应时和正确率为因变量，使用二因素混合实验设计的方差分析，对 Stroop 效应量进行单因素方差分析。

二、创伤后应激障碍青少年对非情绪性信息加工的量化分析

（一）反应时结果分析

不同类型被试对色词的平均反应时见表 6-1。重复测量方差分析发现，组别主效应不显著，$F(2, 81)=0.81$，$p>0.05$，表明 PTSD 组、非 PTSD 组和控

制组的反应时无显著差异；色词一致性主效应显著，$F(1, 81)=32.17$，$p<0.001$，$\eta^2=0.284$，进一步分析发现，色词一致条件下的反应时（478ms）显著短于色词不一致条件下的反应时（496ms）；组别与词汇类型的交互作用不显著，$F(2, 81)=0.17$，$p>0.05$。

不同类型被试对色词的Stroop效应量见表6-1，对三组被试的Stroop效应量进行单因素方差分析，$F(2, 81)=0.17$，$p>0.05$，表明三组被试的Stroop效应量差异不显著。

表6-1 被试对色词颜色命名的平均反应时（$M±SD$）（单位：ms）

被试类型	色词一致	色词不一致	效应量
PTSD组	471±65	489±81	18
非PTSD组	490±48	506±49	16
控制组	472±44	492±56	20

（二）正确率结果分析

不同类型被试对色词颜色命名的正确率见表6-2。重复测量方差分析发现，组别主效应显著，$F(2, 81)=5.45$，$p<0.05$，$\eta^2=0.119$，PTSD组的反应正确率显著低于非PTSD组（$p<0.05$）和控制组（$p<0.001$），非PTSD组和控制组之间的差异不显著；色词一致性主效应显著，$F(1, 81)=52.25$，$p<0.001$，$\eta^2=0.392$，色词不一致条件下的正确率（0.80）显著低于一致条件下（0.92）；组别与词汇类型的交互作用不显著，$F(2, 81)=0.69$，$p>0.05$。

表6-2 被试对色词颜色命名的平均正确率（$M±SD$）

被试类型	色词一致	色词不一致
PTSD组	0.90±0.10	0.76±0.16
非PTSD组	0.93±0.05	0.83±0.13
控制组	0.97±0.04	0.86±0.16

三、创伤后应激障碍青少年对非情绪性信息加工的特点

Stroop效应是由色词的颜色和词义发生相互干扰而产生的现象，虽然个体

将注意力集中于色词的颜色上,但是常年的学习和训练使得个体对词义已达到了自动化加工水平,所以在对色词颜色命名时,词义激活易化,对词义激活的抑制过程延长了对颜色命名的时间(Algom et al.,2004)。在本次实验中,PTSD 组、非 PTSD 组和控制组在色词不一致条件下的反应时都显著长于一致条件,组别和色词的一致性交互作用不显著。三组被试的 Stroop 效应量差异不显著,这表明 PTSD 组在经典 Stroop 任务中,对词义激活的抑制能力与非 PTSD 组和控制组无显著差异,这与杨蕊等(Yang et al.,2014)和阿芒戈尔等(Armengol et al.,2003)的研究结果相一致。但是该研究结果与贝尔斯等(Beers et al.,2002)的研究不同,这种差异可能是由 PTSD 组的创伤源不同导致的,贝尔斯等研究中的 PTSD 组创伤来源有性虐待、身体虐待和暴力事件,不同创伤源对个体一般执行功能的影响机制可能是不同的,并且这些研究中实验材料并未涉及情绪性信息,无法说明 PTSD 青少年的"热"执行功能是否存在缺陷。

结果还表明,PTSD 组被试的正确率显著低于其他两组被试,这有可能是因为 PTSD 组被试在实验过程中进行了正确率和反应时的权衡处理,采用降低正确率的方法来提高反应速度,说明 PTSD 青少年在经典 Stroop 任务中还是受到了一定程度的影响。

第三节 创伤后应激障碍青少年对情绪信息的激活与抑制

已有研究结果表明,PTSD 青少年的"冷"执行功能受到了一定程度的影响,但是其研究材料属于非情绪信息,没有涉及 PTSD 对情绪性信息的加工特点,故本次研究对 PTSD 患者对非情绪性信息的激活与抑制研究进行推进,在其基础上增加了情绪词汇材料,进一步探讨 PTSD 个体对情绪信息的加工特点。如果 PTSD 青少年在情绪 Stroop 任务中表现出更大的干扰效应,就表明 PTSD 青少年的"热"执行功能出现受损。

一、创伤后应激障碍青少年对情绪性信息加工的研究过程

(一)实验材料

实验材料为3种情绪类型的双语词汇,分别为地震词汇(如塌方、震级、失踪等)、正性词汇和中性词汇。每种词汇各12个,分为红、绿两种颜色,共计72个试次。词汇呈现方式同本章第二节。

(二)实验设计与程序

采用3(组别:PTSD组、非PTSD组和控制组)×3(词汇类型:地震词、正性词和中性词)的二因素混合实验设计。因变量为反应时和正确率。其中Stroop效应量=$RT_{情绪词}-RT_{中性词}$。为平衡顺序误差,3种类型词汇随机呈现。实验程序同本章第二节。

(三)数据处理

将被试的正确率和反应时数据输入SPSS17.0进行统计分析。删除被试反应错误试次和极端反应时的数据(<100ms 和>1000ms)(Williams et al., 1996),并且剔除3个标准差以上的反应时数据,约2%的试次数被剔除。以反应时和Stroop效应量为因变量,采用重复测量方差分析,并对情绪Stroop效应值与PCL-5量表总分及各分量表得分进行相关分析。

二、创伤后应激障碍青少年对情绪性信息加工的量化分析

(一)反应时结果分析

被试对正性词、地震词和中性词命名的平均反应时结果见表6-3。重复测量方差分析结果显示,组别主效应不显著,$F(2, 81)=1.13$,$p>0.05$,表明三组被试在反应时方面无显著差异;词汇类型主效应不显著,$F(2, 162)=0.11$,$p>0.05$,表明三组被试对不同类型词汇的反应时差异不显著;组别与词汇类型的交互作用显著,$F(4, 162)=6.53$,$p<0.001$,$\eta^2=0.139$。

表 6-3 被试对不同情绪词颜色命名的平均反应时（$M \pm SD$）　（单位：ms）

被试类型	正性词	地震词	中性词	正性词 Stroop 效应量	地震词 Stroop 效应量
PTSD 组	393±29	405±26	390±29	3	14
非 PTSD 组	392±28	375±35	394±32	−2	−19
控制组	390±27	391±24	389±25	1	2

以组别为参照、以词汇类型为自变量的简单效应分析发现，PTSD 组对地震词颜色命名的反应时显著长于正性词和中性词，$F(2, 162)=6.18$，$p<0.05$，$\eta^2=0.102$，对正性词和中性词的颜色命名反应时的差异不显著（$p>0.05$）；非 PTSD 组对地震词颜色命名的反应时显著短于正性词和中性词，$F(2, 162)=11.75$，$p<0.001$，$\eta^2=0.179$，对正性词和中性词的颜色命名反应时的差异不显著（$p>0.05$）；控制组对 3 种词汇的颜色命名反应时的差异不显著，$F(2, 162)=0.10$，$p>0.05$。

以词汇类型为参照、以组别为自变量的简单效应分析发现，在地震词条件下，三组被试的反应时差异显著，$F(2, 81)=13.09$，$p<0.001$，$\eta^2=0.163$，PTSD 组的反应时显著长于非 PTSD 组（$p<0.001$）和控制组（$p<0.05$），非 PTSD 组对地震词的反应时显著短于控制组（$p<0.05$）；在正性词条件下，三组被试的反应时差异不显著，$F(2, 81)=0.036$，$p>0.05$；在中性词条件下，三组被试的反应时差异不显著，$F(2, 81)=0.20$，$p>0.05$。

被试对正性词、地震词的 Stroop 效应量见表 6-3。重复测量方差分析发现，组别主效应显著，$F(2, 81)=4.33$，$p<0.05$，$\eta^2=0.096$，表明 PTSD 组的 Stroop 效应量显著大于非 PTSD 组（$p<0.01$）和控制组（$p<0.05$），非 PTSD 组和控制组的 Stroop 效应量的差异不显著（$p>0.05$）；词汇类型的主效应不显著，$F(1, 81)=0.82$，$p>0.05$，表明三组被试对正性词和地震词的 Stroop 效应量的差异不显著；组别与词汇类型的交互作用显著，$F(2, 81)=6.94$，$p<0.01$，$\eta^2=0.146$。

以组别为参照、以词汇类型为自变量的简单效应分析发现，PTSD 组的两种词汇效应量差异显著，PTSD 组对地震词的 Stroop 效应量显著大于对正性词的 Stroop 效应量，$F(1, 81)=5.06$，$p<0.05$，$\eta^2=0.124$；非 PTSD 组对两种词汇的 Stroop 效应量差异显著，非 PTSD 组对地震词的 Stroop 效应量显著小于对正性词的 Stroop 效应量，$F(1, 81)=6.92$，$p<0.05$，$\eta^2=0.114$；控制组的两种

词汇效应量的差异不显著，$F(1, 81)=0.16$，$p>0.05$。

以词汇类型为参照、以组别为自变量的简单效应分析发现，在正性词条件下，三组被试的 Stroop 效应量差异不显著，$F(2, 81)=0.42$，$p>0.05$；在地震词条件下，三组被试的 Stroop 效应量差异显著，$F(2, 81)=30.04$，$p<0.001$，$\eta^2=0.362$，PTSD 组的 Stroop 效应显著大于非 PTSD 组（$p<0.001$）和控制组（$p<0.05$），非 PTSD 组的 Stroop 效应显著小于控制组（$p<0.01$）。

（二）正确率结果分析

被试对地震词、正性词和中性词命名的平均正确率见表 6-4。重复测量方差分析发现，组别主效应不显著，$F(2, 81)=0.27$，$p>0.05$；词汇类型主效应不显著，$F(2, 162)=0.36$，$p>0.05$；组别与词汇类型的交互作用也不显著，$F(2, 162)=1.49$，$p>0.05$。

表 6-4　被试对不同情绪词颜色命名的平均正确率（$M\pm SD$）

被试类型	正性词	地震词	中性词
PTSD 组	0.65±0.22	0.62±0.20	0.65±0.17
非 PTSD 组	0.67±0.16	0.68±0.20	0.64±0.13
控制组	0.69±0.14	0.67±0.15	0.63±0.11

（三）PTSD 组情绪 Stroop 效应量 PCL-5 量表的相关

PTSD 组情绪 Stroop 效应值与 PCL-5 量表总分及各分量表得分的相关分析结果见表 6-5。将 PTSD 组的情绪 Stroop 效应量与 PCL-5 量表总分及各分量分进行相关分析发现，被试对地震词 Stroop 效应量与 PCL-5 量表总分及各分量表得分之间都存在显著相关，正性词 Stroop 效应量与 PCL-5 量表总分及各分量表得分之间不存在显著相关。

表 6-5　PTSD 组的情绪 Stroop 效应量与 PCL-5 量表总分及各分量表得分的相关（r）

变量	PCL 总分	闯入	回避	认知和情绪负性改变	唤起与反应性改变
正性词 Stroop 效应量	0.182	0.150	0.086	0.256	0.152
地震词 Stroop 效应量	0.600**	0.378**	0.417**	0.464**	0.472**

注：**$p<0.01$

三、创伤后应激障碍青少年对情绪性信息加工的特点

本次研究结果显示，PTSD 组对地震词颜色命名的反应时显著长于对正性词和中性词的颜色命名的反应时，且对地震词的 Stroop 效应量显著大于非 PTSD 组，说明 PTSD 组对地震词产生了注意偏向，这与莫拉迪等（Moradi et al.，1999）的研究结果一致。产生这种现象的原因是，地震相关信息高水平地激活了 PTSD 个体的地震情景记忆，产生了负性情绪体验，干扰了颜色命名任务，从而出现命名延迟。但是，与弗雷曼和贝克（Freeman & Beck，2000）的研究结果不一致，他们发现 PTSD 组、非 PTSD 组和控制组对性虐待相关词都表现出了显著的 Stroop 效应，这种差异可能与被试的创伤来源不同有关。弗雷曼和贝克的研究中的 PTSD 青少年来自童年遭受性虐待的青春期女孩，青春期女孩都会对性虐待信息保持着一定的禁忌，威廉斯等（Williams et al.，1996）指出，只要个体对某些问题存在关注，就会对其存在注意偏向，信息激活程度就会增强。

本次研究还发现，非 PTSD 组对地震词的反应时显著短于对正性词和中性词的颜色命名反应时，且显著短于控制组的反应时，说明非 PTSD 组被试对地震相关信息的加工程度更深，抑制能力更强。这与邱江等（Qiu et al.，2009）的研究结果不一致，邱江等研究发现，创伤暴露群体对地震词的反应时长于中性词，这种差异可能是由于被试群体差异导致的。邱江等是在地震发生一个月后对创伤暴露大学生进行研究的，而本次研究是在地震发生 6 年后进行的，且被试群体是青少年，可能创伤暴露群体在过去这些年的心理疏导与干预作用下，习得了有效抑制地震信息的情绪激活水平，对颜色命名任务的抗干扰能力提高。

对情绪 Stroop 效应量与 PCL-5 量表总分及各分量表得分的相关分析发现，被试对地震词的 Stroop 效应量不仅与 PCL-5 量表总分存在显著相关，甚至与各分量表得分也存在显著相关，这说明情绪 Stroop 效应不仅是对 PTSD 整体症状的有效测量，它对闯入症状、回避症状、认知和情绪负性改变、唤醒和反应性改变都可以进行有效测量，这几个亚症状都可能会影响个体的情绪 Stroop 效应量。这也进一步解释了邱江等（Qiu et al.，2009）的研究结果，这项研究中采用的被试虽整体不符合 PTSD 诊断，但是地震刚发生一个月，创伤

暴露个体在闯入症状、回避症状、认知和情绪负性改变、唤醒和反应性改变 4 个 PTSD 症状上至少会有一个症状分值偏高，对地震信息存在一定程度的应激反应，从而在情绪 Stroop 任务中出现对地震词的 Stroop 效应。

综合第二节与第三节，我们得出如下结论：地震 PTSD 青少年的"热"执行功能受损，而"冷"执行功能表现正常，即 PTSD 青少年的执行功能缺陷具有情绪特异性。

第四节 震后创伤后应激障碍青少年执行功能缺陷的情绪特异性

研究 PTSD 青少年执行功能缺陷的情绪特异性，首先要探究 PTSD 青少年"冷""热"执行功能是否存在缺陷。本研究采用经典 Stroop 任务研究 PTSD 青少年的"冷"执行功能，结果表明，PTSD 组在正确率上低于非 PTSD 组和控制组，但 PTSD 组、非 PTSD 组和控制组在不一致性条件下的反应时均显著长于一致性条件，三组青少年的 Stroop 效应量的差异不显著，即与非 PTSD 组、控制组相比，地震 PTSD 青少年无"冷"执行功能缺陷；采用情绪 Stroop 任务探究了 PTSD 青少年的"热"执行功能，结果表明，PTSD 组对地震词颜色命名的反应时显著长于对正性词和中性词的反应时，非 PTSD 组对地震词颜色命名的反应时显著短于对正性词和中性词的反应时，PTSD 组对地震词的 Stroop 效应量显著大于对正性词的 Stroop 效应量，非 PTSD 组对地震词的 Stroop 效应量显著小于对正性词的 Stroop 效应量，PTSD 组对地震词的 Stroop 效应量显著大于非 PTSD 组和控制组。三组被试对正性词的 Stroop 效应量的差异不显著，表明 PTSD 组在地震词颜色命名任务中受到的干扰程度大于非 PTSD 组和控制组，PTSD 组存在特异性情绪高激活现象，对创伤信息存在抑制困难。两个实验结合起来表明，地震 PTSD 青少年仅表现为"热"执行功能缺陷，表现为对创伤信息激活的情绪抑制能力降低，并未泛化至非情绪信息的"冷"执行功能方面，从而验证了本次实验的研究假设。

本次研究结果与杨蕊等（Yang et al., 2014）、邱江等（Qiu et al., 2009）的研究结果部分一致。杨蕊等（Yang et al., 2014）采用经典 Stroop 任务发

第六章
创伤后应激障碍青少年执行功能缺陷的情绪特异性

现，PTSD 组和非 PTSD 组的 Stroop 效应量差异都不显著；邱江等（Qiu et al.，2009）采用情绪 Stroop 任务发现，地震创伤暴露群体对地震词的颜色命名反应时显著长于中性词和控制组。邱江等（Qiu et al.，2009）和杨蕊等（Yang et al.，2014）的两项研究与本次研究均对 5·12 汶川地震后的创伤群体进行研究，不同的是这两项研究进行的时间都在地震发生后不久，邱江等（Qiu et al.，2009）的研究于地震发生 1 个月后进行，杨蕊等（Yang et al.，2014）的研究于地震发生 4 个月和 12 个月后进行，且邱江等（Qiu et al.，2009）的研究是将创伤暴露的非 PTSD 群体和未经历地震的正常群体进行比较。虽然邱江等（Qiu et al.，2009）的研究与本次研究中关于创伤暴露群体的研究结果不一致，但是另一项在 5·12 汶川地震发生 25 天后对地震暴露群体进行的研究发现，虽然无法对这些群体进行 PTSD 诊断，但是地震还是使得这些个体的大脑功能出现了明显的变化，并且这种大脑功能的变化与 PTSD 患者的大脑功能变化类似（Su et al.，2009）。因此，邱江等（Qiu et al.，2009）研究中的创伤暴露群体类似于本次研究中的 PTSD 被试，这两项研究结果本质上与本次研究结果是一致的。这种一致性进一步表明，地震 PTSD 青少年仅在创伤情绪激活情况下出现了执行功能缺陷，在"冷"执行功能方面表现正常。

本次研究是在 5·12 汶川地震 8 年后进行的，PTSD 组、非 PTSD 组和控制组的对比研究结果，与地震发生后不久对未发展为 PTSD 的创伤暴露组和控制组的诸多对比研究结果相一致，即先前研究中未发展为 PTSD 的创伤暴露组类似于当前的 PTSD 组，先前研究结果表明地震发生后不久的创伤暴露组在对地震词颜色辨别时存在明显的干扰效应，但在地震发生 8 年后，此干扰效应得到了改善，创伤暴露组在对地震词进行颜色辨别时，不再受到地震情绪信息的干扰，不再对地震词存在注意偏向，这种现象说明未发展为 PTSD 的创伤暴露群体出现了创伤后成长的现象，习得了有效抑制创伤情绪信息的方式。

本次研究结果与部分电生理研究结果一致。有研究发现，PTSD 患者在创伤刺激条件下的 P300 波幅增大，对中性刺激的 P300 波幅减小，表明 PTSD 患者对创伤刺激和中性刺激信息加工过程中，对创伤刺激投入的认知资源增多，对中性刺激投入的认知资源减少（Javanbakht et al.，2011）。此外，还有一些对 5·12 汶川地震灾区 PTSD 的电生理研究也为本次研究提供了证据支持，如邱江等（Qiu et al.，2009）在地震 1 个月后采用情绪 Stroop 范式对地震创伤暴露群体（成都组）和控制组（重庆组）的对比研究发现，成都组额顶部的 P350-450 波幅更大，表明创伤暴露组对地震词投入了更多的认知资源。另有一项研究采用情绪 Stroop 范式对 5·12 汶川地震后 20 名创伤暴露组和控制组被试进行地震词颜色辨别任务，其 ERP 研究发现，创伤暴露组在不一致条件下出现的 N300-450 波幅显著大于一致条件，而控制组并没有出现此效应，说明 N300-450 反映了创伤暴露组在地震词的早期知觉阶段的冲突监控（颜色与词义不匹配）出现异常（Wei et al., 2010）。还有很多脑成像研究结果表明，PTSD 患者的杏仁核处于高激活状态（Shin et al., 2005；Williams et al., 2006）。杏仁核与个体的负性情绪是密切相关的，说明创伤相关信息更易激活 PTSD 组的负性情绪，从而影响其"热"执行功能。

　　本次研究发现，PTSD 的症状影响了个体的"热"执行功能，而关于 PTSD 症状如何作用于"热"执行功能，较为健全的解释模型是注意控制理论（Eysenck & Derakshan, 2011）。依照这一理论体系，PTSD 高唤醒状态所伴随的焦虑情绪会对执行功能造成损害，而且这种损害尤其针对抑制功能。焦虑情绪往往伴随一些不随意的、自动化的认知加工倾向，如对威胁刺激的注意偏好，这些自动化加工侵占认知资源，破坏了注意控制（attentional control）的自主性、灵活性，从而损害对注意控制有较高认知资源要求的抑制功能。这就合理地解释了地震 PTSD 青少年在情绪 Stroop 任务中的表现，未处于创伤情绪唤醒状态下，则不会侵占过多认知资源，所以不会影响 PTSD 青少年在经典 Stroop 任务中的表现。

第三部分
创伤后应激障碍青少年注意偏向的干预

Attention Processing in Adolescents with
Post-traumatic Stress Disorder

创伤后应激障碍
青少年的注意加工

第七章
价值驱动注意捕获的学习机制

第一节 价值驱动注意捕获概述

一、价值驱动注意捕获的提出

在日常生活的视觉场景中,往往存在大量的刺激物,而我们的认知加工能力有限,无法对所有的刺激物进行加工,这时就需要通过选择性注意将与我们的目标相关的刺激物的突显性增强,以便于我们对这些刺激进行选择,同时抑制与我们的目标无关的刺激物的突显性,以便减少它们的干扰(Libera & Chelazzi, 2006; 2009)。注意控制的过程中主要存在两种机制:一种是自上而下的注意控制,该机制又被称为目标驱动的注意控制,指基于观察者当前的注意选择目标引发的注意,如在多种水果中找到目标苹果;另一种是自下而上的注意控制,该机制又被称为刺激驱动的注意控制,指基于刺激物本身的物理特征引发的注意,如一堆黄色的梨中间的红色苹果会捕获我们的注意(Theeuwes, 2010)。近年来,研究者开始注意到这种分类方式是存在缺陷的,并不足以说明所有问题(Anderson et al., 2011b; Awh et al., 2012)。例如,在安德森等(Anderson et al., 2011b)的研究中,他们先让被试进行一个带有奖励反馈的视觉搜索任务,在这个任务中,被试视觉搜索的任务是找到红色或绿色的圆形,然后通过按键报告该圆形内部线条的朝向,这两种颜色中的一种会有较高的概率伴随着一个高价值的奖励反馈,另一种颜色会有较高的概率伴随着一个低价值的奖励反馈。通过这样一种设置,不同的颜色与不同的价值之间就建立起了联结。在随后的测试阶段，被试的视觉搜索目标是形状奇异刺激，要么是在众多的圆形中搜索单一的菱形，要么是在众多的菱形中搜索单一的圆形，然后通过按键报告该形状内部线条的朝向。在一半的试次中，分心物会被赋予先前与奖励建立起联结的颜色。安德森等（Anderson et al.，2011b）发现，当颜色分心物出现的时候，虽然与当前的搜索任务没有关系，而且不具备物理上的突显性，但还是会捕获被试的注意，他们将这一现象命名为价值驱动注意捕获（value-driven attentional capture）。因为这种注意捕获既违背了当前的任务目标，又不是由刺激物的物理突显性引起的，所以他们认为这种注意捕获既不属于自上而下的注意控制，也不属于自下而上的注意控制，而是可以自成一类的注意控制方式。

二、价值驱动注意捕获的研究范式

价值驱动注意捕获的研究范式改编自思威斯（Theeuwes，1992）的额外奇异刺激范式（additional singleton paradigm）。在额外奇异刺激范式中，首先在视野中呈现一个注视点，然后呈现若干包含线段的形状，被试的任务是报告目标形状内部线段的朝向。该范式分为两种条件：一种是形状条件，另一种是颜色条件。形状条件又分为两种条件：一种是无分心物条件，在这种条件下，一个包含目标线段的绿色圆形被4个、6个或8个绿色方形围绕；另一种是分心物条件，在这种条件下，绿色方形中的某一个的颜色将会变为红色。颜色条件也分为两种条件，在无分心物条件下，包含着目标线段的绿色圆形被4个、6个或8个红色圆形围绕；在分心物条件下，这些红色圆形中的某一个将会变为方形。也就是说，当搜索一个独特的形状时，分心物是一种独特的颜色；当搜索一种独特的颜色时，分心物是一个独特的形状。最后的研究结果表明，在形状条件下，一个颜色额外奇异刺激的呈现会减慢被试搜索的反应时，而在颜色条件下，一个形状额外奇异刺激的呈现对被试的搜索没有影响，这一点也从自下而上的角度说明颜色特征较形状特征具有更强的物理突显性，因此具有更强的注意选择优先级。

在此基础之上，安德森等（Anderson et al.，2011b）对该范式进行了修改，形成了价值驱动注意捕获范式。该范式分为两个部分：一个是价值训练阶段；另一个是测试阶段。在价值训练阶段，首先给被试呈现一个注视点，然后呈现 6 个带有不同颜色的包含线段的圆形，被试的目标是找到红色或绿色的圆形，然后报告其内部线段的朝向。在每个试次中，红色或绿色只呈现一种。在每个试次结束后会给被试呈现一个奖励反馈，对于一半被试，红色或绿色其中之一的圆形的反馈会有较高的概率（80%）为高奖励，有较低的概率（20%）为低奖励；对于另外一半被试，这种设置则相反。测试阶段与价值训练阶段非常类似，但有几点不同。首先，搜索的目标变为了形状奇异刺激，如果呈现的是 5 个圆形和 1 个菱形，那菱形就是搜索的目标；如果呈现的是 5 个菱形和 1 个圆形，那个圆形就是搜索的目标。其次，在一半试次中（分心物条件），非目标形状中的一个会被赋予先前与奖励建立联结的颜色（红色或绿色的一种）；在另一半试次中（无分心物条件），红色与绿色将不会出现。最后，在测试阶段，奖励反馈将不会出现。他们通过采用这样一个范式发现，在测试阶段，相较于无分心物条件，当与金钱奖励建立联结的颜色分心物出现时，被试的视觉搜索会变慢。针对这一结果，安德森等（Anderson et al., 2011b）提出了价值驱动注意捕获的概念。

三、价值驱动注意捕获的特点

（一）刺激物与奖励的联结促进注意捕获

在略微早于价值驱动注意捕获研究的一篇研究中，安德森等（Anderson et al., 2011a）在使用与经典的价值驱动注意捕获范式相同的价值训练阶段前提下，将测试阶段的形状的颜色固定为白色。在一半的试次中，先前在价值训练阶段与奖励联结的颜色（红色或绿色）会作为分心物出现，此时，两种颜色本身在物理突显性上就已经达到最高，但最后的研究结果表明，相较于低价值分心物，当高价值分心物出现时被试的搜索反应时会进一步减慢。该结果表明习得的刺激物与奖励的联结会加强基于刺激物物理突显性的注意捕获。

（二）刺激与奖励的联结存在泛化效应

在安德森等（Anderson et al., 2012）的另一项研究中，他们将测试阶段的被试任务变更为侧抑制任务（Flanker task），来探究刺激物与奖励的联结能否泛化到其他范式。具体来说，在该任务中，首先会呈现一个注视点，然后会在屏幕中央呈现一个白色的字母，并在两侧同时呈现两个同等大小的其他字母（颜色为红色、绿色或蓝色）。这些字母可能是 A、B、X 或 Y 中的某两个，中间的字母和两侧的字母不会相同。被试的任务是判断中间的字母是 A 或 B 中的一个，还是 X 或 Y 中的一个。实验结果表明，比起目标两侧为低价值分心物，当目标两侧为高价值分心物时，侧抑制任务的一致性效应更强。该结果表明，在价值训练阶段建立的刺激物与奖励的联结能泛化到其他范式。

既然刺激物与奖励的联结具有一定的泛化能力，那这种联结是如何与在实验室外习得的大量联结进行竞争的呢？针对这一问题，安德森（Anderson，2014）进行了一项研究，在该研究的价值训练阶段，刺激物与奖励的联结在不同的背景图片之上形成。在某一背景图片上，某种颜色始终都会有奖励反馈，而在另一张图片上则不会有奖励反馈，测试阶段，目标刺激也呈现在这两类背景图片之上。结果表明，价值驱动注意捕获效应只会在奖励联结形成的背景图片之上呈现时才会发生，这说明不同的奖励联结可以在没有干扰的前提下有效地引导注意。

（三）刺激与奖励的联结能持续较长时间

为了研究价值驱动注意捕获的持续性，安德森等（Anderson et al.，2013）将先前参加过他们价值驱动注意捕获相关实验（Anderson et al.，2011b，2012）的部分被试重新召集回来，再一次进行了测试阶段的实验。这次实验距离被试参加之前的实验已经过了 7~9 个月，而且被试在此期间没有参加过其他关于奖励的实验。最后的研究结果表明，在半年多以前与奖励联结的刺激物仍然能捕获被试的注意，这一结果表明奖励学习对视觉系统中注意优先级的调整效果是持久的。

（四）价值驱动注意捕获受社会比较调节

为了研究社会比较对价值驱动注意捕获的影响，有研究者（Jiao et al.，2015）进行了一项研究。在该研究中，他们针对奖励反馈设置了 4 种情境，分

第七章 价值驱动注意捕获的学习机制

别是公平条件(被试与他人的奖励反馈相同)、有利条件(被试的奖励反馈是他人的两倍)、不利条件(被试的奖励反馈是他人的一半)和不一致条件(对于高奖励,被试的反馈是他人的两倍;对于低奖励,则与此相反)。结果表明,在不利的社会比较情境下,也就是说,被试被告知其他被试在相同的任务中获得的金钱奖励是他的两倍时,价值驱动注意捕获的效应就会大幅度减小,这表明社会比较能调节价值驱动注意捕获。

(五)奖励可以与刺激的多种特征形成联结

大部分涉及价值驱动注意捕获的研究都是采用颜色这一物理特征与奖励建立联结,然而能与奖励联结并引发注意捕获的物理特征并不限于颜色。有研究者(Wang et al.,2013a)使用奖励与形状特征建立联结,结果表明与奖励建立联结的形状作为分心物出现时并不能影响对颜色目标的搜索,这一结果表明价值驱动注意捕获的效果受到刺激物的知觉突显性的调节。然而,当他们将实验试次增加,或者采用更强的反馈(电击)时,与负性反馈联结的刺激物可以在接下来的测试阶段捕获被试的注意,表明与奖励联结的形状刺激物在一定情境下也可以引发注意捕获。

除颜色与形状特征之外,研究者还发现,朝向特征在与奖励建立联结之后,也能引发价值驱动注意捕获。例如,思威斯和比洛浦尔斯基(Theeuwes & Belopolsky,2012)使用垂直和水平的直条与不同的奖励建立联结,结果表明,当这些直条作为分心物出现时,能引发眼动捕获。随后,劳伦特等(Laurent et al.,2015)发现,在训练阶段与奖励建立联结的朝向特征也能在随后的视觉搜索任务中作为分心物而捕获被试的注意。以上研究结果表明,能引发价值驱动注意捕获的特征并不仅限于颜色。

(六)特殊群体的价值驱动注意捕获具有特异性

在对患有毒瘾的被试进行的一项研究中,安德森等(Anderson et al.,2013)发现,对于与奖励(即便该奖励与毒品无关)联结的刺激物,毒瘾被试也很难忽略这些刺激物,而且在反应时上比控制组的正常被试更长;然而,在一项以患有抑郁症症状的被试所进行的研究中(Anderson et al.,2014b),在正常被试身上出现的价值驱动注意捕获效应完全消失了，这表明基于价值的注意偏向依赖于大脑奖励系统功能的正常运行，而有抑郁症症状的被试可能对与奖励有关的信息没有偏好。以上两个研究说明，对于不同的特殊被试群体，他们在价值驱动注意捕获实验中可能有不同的表现。随后，安德森（Anderson，2016b）进一步以患有抑郁症症状的被试为研究对象，针对价值驱动注意捕获与基于选择历史的注意捕获是否有共同的机制进行了研究，结果表明，选择历史对有抑郁症症状的被试和正常被试在注意方面的影响是同等程度的，而先前与奖励建立起联结的刺激物的注意捕获在有抑郁症症状的被试身上则减弱了，这表明奖励历史和选择历史在注意方面的影响上有质的区别。

（七）多种反馈均能引发价值驱动注意捕获

大部分涉及价值驱动注意捕获的实验是以金钱奖励或者能转换为金钱的分数作为反馈的，但一些研究结果表明，其他类型的反馈也能引发类似的注意捕获。在一个游戏化的价值驱动注意捕获范式中，米兰达和帕尔默（Miranda & Palmer，2014）采用分数和声音作为反馈来研究价值驱动注意捕获现象。他们发现，分数反馈能引发更强的内部动机，但无法引发价值驱动注意捕获；声音反馈不能引发更强的内部动机，但是可以引发价值驱动注意捕获。随后，安德森（Anderson，2016a）对听觉领域的价值驱动注意捕获进行了研究，结果表明与奖励联结的声音也能引发价值驱动注意捕获。这些结果表明，价值驱动注意捕获反映出了一个广泛的信息加工原则，并可以扩展到其他感觉通道。虽然米兰达和帕尔默等在研究中没有发现与分数联结的刺激物能引发价值驱动注意捕获，但是有一项研究却发现了不一致的结果。研究者（Rajsic et al.，2016）以分数奖励作为反馈进行了一个与价值驱动注意捕获范式类似的研究，结果表明分数这种非金钱奖励也能提高与之联结的刺激物的注意选择优先级，并因此暗示了分数奖励也能像金钱奖励那样引发注意捕获。

除声音反馈与分数反馈之外，研究者发现情绪反馈也能引发注意捕获。在价值训练阶段，将刺激物与积极情绪图片（微笑面孔）建立联结之后，安德森（Anderson，2015）发现这些刺激物也能在随后的视觉搜索任务中捕获注意。随后，他将积极情绪图片替换为消极情绪图片（愤怒面孔），也得出了类似的结果（Anderson et al., 2017）。除负性情绪之外，其他的负性反馈，如电击也能引发注意捕获。研究者（Wang et al., 2013a）采用电击作为反馈进行了一项研究，结果表明，采用电击反馈不仅能使本身突显性不是很强的形状刺激物产生注意捕获，也会减少价值联结所需要的试次。以上这些研究都表明，能与刺激物联结并引发注意捕获的反馈并不仅仅局限于金钱奖励。

四、价值驱动注意捕获的成分

在价值驱动注意捕获领域有一个非常关键的问题，即价值驱动注意捕获确实是基于价值的还是仅仅是目标驱动引发的注意捕获？因为在价值驱动注意捕获范式的测试阶段，分心物既曾经与不同的价值进行了联结，也是价值联结阶段的搜索目标，所以这些分心物引发的注意捕获既有可能是价值联结导致的，也有可能是因为这些刺激物曾经是价值训练阶段的目标导致的。要证明价值驱动注意捕获确实是基于价值的，必须满足两个条件：一是相较于无奖励反馈的训练阶段，在有奖励反馈的训练阶段，会在接下来的测试阶段引发更强的注意捕获；二是相较于与低价值联结的刺激物，与高价值联结的刺激物作为分心物出现在随后的测试阶段时会产生更强的注意捕获（Anderson et al., 2017）。

在最早的价值驱动注意捕获实验中，安德森等（Anderson et al., 2011b）在价值训练阶段使用1008个试次来建立联结。虽然他们在之后的测试阶段发现了与奖励联结的刺激物作为分心物出现时能捕获被试的注意，但由于测试阶段的分心物曾在价值训练阶段作为目标出现，因此并没有排除目标成分的影响。先前的研究结果表明（Kyllingsbaek et al., 2001），经过大量试次的重复，即便没有奖励反馈，先前作为目标的刺激物也能在随后的视觉搜索任务中捕获被试的注意。于是，安德森等在研究中将价值训练阶段的试次数减少为240次，试次减少后的结果与减少前一致，这表明通过价值联结而导致的注意捕获不太可能是知觉学习引发的。此外，他们还进行了一个训练阶段没有奖励反馈的控制实验，在这种情况下，先前的目标作为分心物出现时，无法吸引被试的注意，这一结果进一步证明奖励反馈确实对注意捕获的出现产生了作用。然而，另一项研究（Jiang et al., 2018）却发现了不一致的结果。该研究者重复了安德森等的实验，但在实验中没有给予被试金钱反馈，结果表明当先前的目标作为分心物出现时，被试的搜索也会显著变慢。随后，他们又进行了两个实验，其中一个实验包括高价值分心物、低价值分心物与无分心物条件，另一个实验则包括有价值分心物、无价值但先前曾为目标的分心物以及无分心物条件。结果表明，不仅高价值分心物与低价值分心物之间没有显著差异，有价值分心物与无价值但先前曾作为目标出现的分心物之间也没有产生显著差异。这一结果证明，价值驱动注意捕获至少部分是目标驱动的，即存在一个目标成分。

安德森（Anderson，2016b）随即针对这一研究进行了反驳。他们增加了样本量，重复了最初的价值驱动注意捕获实验，并对原始数据进行了重新分析，结果表明，无论是新的实验还是对原始数据的重新分析，高价值分心物与低价值分心物之间的差异都达到了显著性水平。对于其研究结果与另一项研究（Jiang et al.，2018）结果的不一致，他们解释道，在另一项研究的实验中，研究者采用了声音作为反馈，虽然其在文章中声明声音反馈不会对实验造成影响，但已有研究表明，将声音作为反馈确实也可以引起注意捕获（Miranda & Palmer，2014；Anderson，2016a）；此外，他们在实验中使用的金钱奖励总量相较于传统的价值驱动注意捕获实验过低（2~4 美元相较于 13~25 美元），而且采用的先呈现分数、再兑换金钱的模式也有可能对实验结果产生一定的影响。

在稍早的研究中，研究者试图通过对实验范式进行修改，从而将目标成分与价值成分进行分离。例如，巴克尔等（Bucker et al.，2015）在一项眼动研究中让被试对目标进行注视，而同时伴随出现一个颜色分心物，这个分心物预示着奖励的高低。与之前的研究不同的是，这个分心物从来不会作为搜索的目标。他们发现，相较于预示着低奖励的分心物，被试的注视会落在更靠近预示着高奖励分心物的地方。这一结果证明，确实存在一个价值成分。其他研究也证明预示着奖励的分心物确实能引发注意捕获和眼动捕获，即使此时对该分心物的注视会减少奖励的获得（Le Pelley et al.，2015；Pearson et al.，2015）。然而，在这些研究中，虽然可以证明先前从未做过目标的刺激物与价值联结后可以引发注意捕获，但未能排除先前曾经作为目标的刺激物的目标成分在引导注意捕获上的作用。此外，还有研究结果表明，单纯地使用奖励作为反馈并不足以引发价值驱动注意捕获，该奖励反馈还必须是可预测的，即不同的刺激物必须预示着不同数量的奖励,然后这些刺激物在作为分心物时才能引发注意捕获(Sali et al., 2014)。综上所述,价值驱动注意捕获确实如其名称所示,存在一个价值的成分,但也无法完全排除目标成分的存在。

第二节 价值驱动注意捕获的形成

一、价值驱动注意捕获的形成机制

在价值训练阶段,目标刺激物作为奖励的预测线索,有可能通过经典条件反射获得了像奖励那样的动机特征,并因此获得了更高的注意选择优先级;另一种可能是,在价值训练阶段,通过操作性条件反射,使奖励化的行为反应模式(内隐视觉注意转移)引发了未来的奖励行为(Laurent et al., 2015)。我们在前文提到过,与积极情绪(微笑面孔)相联结的刺激物也能在作为分心物出现时捕获注意(Anderson, 2015),而与消极情绪(愤怒面孔)联结的刺激物作为分心物出现时,则有可能出现两种情况。一种情况是当这些刺激物出现时,会阻碍某些特定的行为,并导致这些刺激物更容易被忽视;另一种情况是像使用电击等反馈的实验一样(Wang et al., 2013a),这些刺激物反而会捕获被试的注意。安德森等(Anderson et al., 2017)随后针对这一问题进行了研究,结果支持了后者。这一结果表明,刺激物与反馈之间的联结学习引发了注意优先级的改变。如果价值驱动注意优先级是操作性条件反馈的结果,那么消极情绪反馈将会阻碍在他的研究中出现的那种注意选择模式,因此价值驱动注意捕获中的学习机制更有可能是基于经典条件反射的。

巴克尔和思威斯(Bucker & Theeuwes, 2017)对这一问题进行了进一步的研究。他们指出,在先前的研究中,因为只针对正确的反应进行了奖励,所以奖励的传递并不是独立于反应的。此外,在大部分研究中,奖励也不是完全与任务无关的。针对这两个问题,他们重新设计了研究范式,将价值训练阶段的任务改为判断屏幕中央的注视点是否发生了变化,同时在外周和中央呈现带有不同奖励反馈的刺激物,并使这时的刺激物与反应和任务都无关。在这样的设置下,他们发现在随后的测试阶段,比起与低价值联结的刺激物,与高价值联结的刺激物能更强地捕获注意。这一结果表明，通过经典条件反射建立的刺激物与奖励的联结足以引发价值驱动注意捕获。然而，由于他们对实验范式进行了修改，无法证明原始的价值驱动注意捕获范式的价值联结确实是基于经典条件反射的。

然而，利贝拉和凯拉齐（Libera & Chelazzi，2009）发现，注意抑制反应可以以一种类似于操作性条件反射的方式习得。当在奖励训练阶段对一个特定刺激物的注意抑制给予奖励时，则在随后的测试阶段这个刺激物能更有效地被抑制。然而，在其他研究中，即便在注意抑制是正确的反应且会得到更多奖励的条件下，这种现象也没有出现。这些研究证明奖励的刺激物即便在会损害任务执行以及奖励获得的情况下，也会吸引注意（Le Pelley et al.，2015；Failing et al.，2015；Failing & Theeuwes，2017）。现在还不清楚为什么有些研究发现了抑制现象，而另一些研究发现了优先化现象。虽然他们强调了操作性条件反射学习和经典条件反射学习的差异，但是究竟是这两者中的哪一个导致了注意偏向的发生，其决定条件还是未知的（Failing & Theeuwes，2018）。

二、价值驱动注意捕获的发展特征

虽然关于奖励对注意的调节作用研究者已经进行了大量的研究，但对价值驱动注意捕获的发展方面，还研究得相对较少。罗珀等（Roper et al.，2014）基于价值驱动注意捕获范式，对青少年被试与成人被试进行了对比，结果表明，相对于成人被试，青少年被试的注意更易于受到与价值联结的刺激物的捕获，而且这一差异不是由于视觉工作记忆容量的差异导致的。青少年更易于受到有价值刺激物的影响，可能是因为他们的认知控制能力不足。这一结果也说明，认知控制从青少年到成年人所发生的变化，是由注意资源发生了自上而下的改变而导致的。然而，在这项研究中，作为对比的成年被试中并没有出现典型的价值驱动注意捕获现象，这一点与其他研究不一致。青少年时期是一个心理与生理都发生着巨大变化的时期，相较于儿童与成年人，青少年会出现更多的与诱因激发有关的行为。诱因激发是指通过对获得奖励的期待进而增强工具性条件反射行为的过程，这一过程与由基因决定的个体差异紧密相连，但也受到后天经验的影响（Luciana et al.，2012）。近期的研究显示，价值驱动注意捕

第七章
价值驱动注意捕获的学习机制

获并不是基于操作性条件反射,而是基于经典条件反射(Bucker & Theeuwes,2017)。因此,青少年的价值驱动注意捕获是否与其他年龄阶段存在差异,还缺乏足够的研究。

随后的发展性研究更多关注患有某些症状的儿童。例如,有研究者(Sali et al., 2017)对比了患有 ADHD 的儿童和正常儿童在价值驱动注意捕获方面的差异。与之前的实验一样,他们采用了一个价值训练阶段,使 ADHD 儿童和正常儿童建立了奖励和颜色刺激物之间的联结。他们发现,相较于正常儿童,患有 ADHD 的儿童在测试阶段的视觉搜索不易受到与奖励联结的刺激物的影响。而且,对于 ADHD 儿童,价值驱动注意捕获与工作记忆容量存在一个负相关,即工作记忆容量越低,就会表现出更大的价值驱动注意捕获效应。这一结果表明,在现实生活中,ADHD 儿童的注意力分散可能不是因为当前任务可获得奖励,而且先前受过奖励的刺激物也同时呈现。此外,他们的研究还发现,在测试阶段,ADHD 儿童和正常儿童都因先前与奖励联结的刺激物的出现而分心,但在正常儿童身上注意捕获的程度更大,而且持续时间更久。这一结果表明,当新的可能性出现时,ADHD 儿童可能无法保持刺激物与奖励的联结,这也解释了为什么经过奖励或惩罚的行为治疗后,他们身上的问题行为还会复现。

其他研究者则把目光聚集到了患有自闭症谱系障碍(autistic spectrum disorder,ASD)的儿童身上。ASD 患者通常表现出对社会性物体的有限选择性注意,对物体的选择受到对物体价值的评估的引导。ASD 患者在选择性注意上表现出来的缺陷,可能是由于支持习得物体价值的系统受到了损坏。针对这一问题,有研究者(Wang et al., 2017)进行了研究。通过一个眼动实验,他们针对 ASD 儿童和正常儿童在面孔(社会性)与非面孔(非社会性)刺激物的价值学习方面进行了对比,结果表明,ASD 儿童与正常儿童在非面孔刺激物的价值学习方面没有差异,但是在面孔刺激物的价值学习方面,前者不如后者。正常儿童对于面孔刺激物的价值学习要好于非面孔刺激物,而在 ASD 儿童身上则没有发现这种学习的加强。这一结果表明,对于 ASD 儿童,对社会性和非社会性信息的学习可能基于一个共同的机制。另有研究者(Li et al., 2017)也进行了类似的研究,与之前的研究不同的地方在于,他们通过价值训练阶段给面孔赋予了不同的价值,随后让被试进行面孔识别任务以及一个面孔会充当分心物的视觉搜索任务。他们在 ASD 儿童和正常儿童身上都发现了面孔与奖励的联结会影响视觉搜索,但这不影响面孔识别,而且 ASD 儿童在习得面孔与奖励的联结时效率更低。特别需要指出的是,他们发现当与正性或负性价值联结的刺激物作为分心物出现时,无论是 ASD 儿童还是正常儿童,他们的视觉搜索都会变快,但是当与中性价值联结的刺激物作为分心物出现时,则不会出现这种反应的加快。这些结果表明,虽然 ASD 儿童在价值联结学习方面的效率低于正常儿童,但是他们可以成功地习得这种联结,而且一旦习得这种联结,无论 ASD 儿童还是正常儿童,都会出现注意促进效应。

第三节 价值驱动注意捕获的认知机制

一、价值驱动注意捕获的伴随作用机制

已有研究表明,奖赏影响注意捕获可能不完全是一种独立的机制,更多的作为伴随成分而存在(杨海波等,2017b)。有研究者(Awh et al.,2012)认为,注意捕获的二分法并不合适,不能解释一些现象。比如,即使某个刺激与当前任务目标没有任何关系,如果它与奖赏形成联结,那么其捕获注意的概率显著增大(Failing & Theeuwes,2014)。同时,其他研究者(Wang et al.,2014)也持有相似的观点,他们证实了在价值驱动注意捕获中,价值与知觉突显性存在交互作用。如果一个客体具有较高的知觉突显性(如颜色),那么它就很容易通过与奖赏相联结来形成价值驱动注意捕获;如果一个客体的知觉突显性较低(如形状),那么它就无法形成价值驱动注意捕获。因此,费林和思威斯(Failing & Theeuwes,2014)认为价值驱动注意捕获与自上而下的内源性注意无关,而是伴随着自下而上注意捕获而产生的一种注意捕获机制。

相关的系列研究(Failing & Theeuwes,2014;Hickey et al.,2010a;Hickey et al.,2010b)认为,奖赏对人类知觉和注意的影响是直接的,无须意志参与。行为数据表明,当目标与高奖赏形成联结时,被试对目标的反应会变快;当干扰项与高奖赏形成联结时,被试对目标的反应就会变慢。相反地,当目标与低奖赏相联结时,被试的反应会变慢;而当干扰项与低奖赏相联结时,

第七章
价值驱动注意捕获的学习机制

被试的反应会变快。即使是被试知道选择与奖赏相联结的对象会干扰对目标的识别，这种结果模式也是非常明显的。

思威斯（Theeuwes）等使用多种范式和方法探讨了不同类型奖赏对注意的影响。例如，思威斯和比洛浦尔斯基（Theeuwes & Belopolsky, 2012）的研究采用了眼动捕获范式（Theeuwes, 1991, 1992），结果表明，与低奖赏相联结的干扰项相比，与高奖赏相联结的干扰项能更显著地捕获被试的注视。他们认为，当被试进行眼动扫视时，与高奖赏相联结的干扰项会优先捕获注视，并且会干扰正在进行的目标导向注意，即使是在这些干扰项不会被再次奖赏的情况下也是如此。同时，希基等（Hickey et al., 2010a）采用脑电记录技术探讨了奖赏促进感知觉和注意加工的过程。P1 成分的结果表明，与奖赏相联结的颜色特征得到优先加工，反映了奖赏对知觉活动的促进。进一步分析发现，这个刺激还激发了 N2pc，说明奖赏能够引导注意分配。重要的是，无论这个刺激是否是搜索目标，这些效应都会被观察到。由此可以看出，大多数情况下，价值奖赏是以伴随的方式影响注意选择的过程的。

二、价值驱动注意捕获的独立作用机制

安德森等（Anderson et al., 2011b; Anderson, 2013）提出了价值驱动注意捕获，并认为这是存在于目标导向和刺激驱动注意捕获之外的一种独立机制，但是又与两种机制存在千丝万缕的联系。他们的一系列研究结果表明，与奖赏相联结的干扰项会使视觉搜索变慢，说明价值性的干扰项具有较高的注意优先性，从而与搜索目标形成竞争。实验中，价值性干扰项只是与奖赏形成联结，其突显性并没有发生改变（Anderson et al., 2011b），目标项是搜索序列中唯一的突显刺激，应具有较高的注意优先性。但实际情况是，与奖赏相联结的干扰项能够自动地捕获注意，而不受目标定势和刺激突显性的影响，表明价值驱动注意捕获既不依赖于刺激驱动，也不依赖于目标导向，而是由奖赏驱动的捕获机制。

一些脑功能成像研究也支持了这个观点。安德森等（Anderson et al., 2014a）使用功能性磁共振成像技术探讨了价值驱动注意捕获的脑激活模式。结果表明，对那些奖赏联结但任务无关的刺激，尾状核和纹状体视觉皮层优

先被激活，表明了注意优先性对奖赏历史的敏感。安德森等（Anderson et al.，2014a）的研究证实，尾状核很少在目标导向和刺激驱动的注意控制中发挥作用，但是该研究却发现该区域能很好地调节价值驱动注意捕获，表明价值驱动注意捕获的主要脑区是尾状核，同时也证明它是一个独立的注意捕获机制。

价值驱动注意捕获与其他两种机制存在一定联系。一些研究结果表明，先前与奖赏联结但与目标无关的刺激会产生干扰效应，这种效应与视觉工作记忆容量呈负相关，低视觉工作记忆容量的个体容易被奖赏相关的无关刺激干扰，这在行为数据（Anderson et al.，2011b）和眼动追踪研究中都得到了证实（Anderson & Yantis，2012）。也就是说，个体如果较少地在注意选择过程中运用自上而下的方式，那么他将很难克服已习得的价值联结刺激产生的干扰。

安德森等（Anderson et al.，2011b）还发现，无突显性的价值性干扰项仍能捕获注意，是因为它们与奖赏形成联结后，知觉突显性得到加强，使它们捕获注意的概率提高。他们认为产生这种现象有两种可能的原因：一种是这种习得的价值只通过刺激-奖赏联结起作用，不影响整个注意过程；另一种是习得的价值直接改变了注意优先性，价值奖赏从根本上增强了与奖赏联结刺激的突显性。安德森等（Anderson et al.，2011a）的研究结果表明，在知觉突显性相同的情况下，高奖赏联结刺激的反应时比低奖赏联结刺激的反应时长，且独立于奖赏历史，尽管二者都能够捕获注意（Anderson et al.，2011a），这似乎在一定程度上证实了第二种解释。

三、价值驱动注意捕获的机制争论

在关于注意捕获的研究中，思威斯常常基于不同研究目的而选择不同的范式，但使用较多的是额外奇异刺激范式（Theeuwes，1991，1992）。该范式要求被试在视觉搜索序列中寻找一个独特形状，同时增加价值奖赏阶段。在他们的研究中，搜索序列的大小并不固定，会根据研究目的不同而变化，在4、6、10甚至20之间变化（Wang et al.，2014）。其中，在80%的试次中，具有突显性的独特的颜色会作为干扰物出现，目标和干扰物的颜色可能会发生改变，比如，如果当前搜索序列中的目标和非突显性的干扰项是绿色，独特干扰项是红色，那么在下一个试次中，目标颜色有可能会变成红色，也可能不变。被试如果回答正确，就会在反馈阶段得到奖赏；如果回答错误，就会在反馈阶段受到惩罚（图7-1）。指导语告知被试尽可能多地获得奖赏，但是奖赏量级随机呈现。

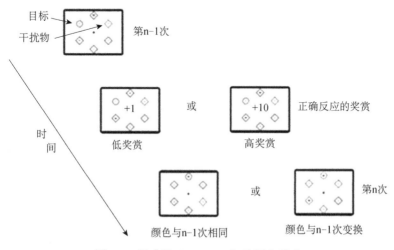

图7-1 思威斯（Theeuwes）的研究范式

安德森等（Anderson et al.，2011b）对额外奇异刺激范式（Theeuwes，1991，1992）进行了修改，被试在训练阶段的任务是寻找具有特定颜色的圆环，在测试阶段的任务是寻找特定的形状。训练阶段金钱奖赏的数目与目标的颜色相关：一个目标颜色报告正确，会在80%的试次中给予高奖赏，在另外的20%的试次中给予低奖赏；另一个目标颜色刚好相反。因此，被试在训练阶段要习得目标颜色和传递的金钱奖赏之间的联结，以及一个目标颜色带来的奖赏数目比另一个多的趋势。在测试阶段，被试需要搜索一个具有知觉突显性但无价值奖赏的形状目标（如在众多圆环中寻找菱形）。视觉搜索序列包括6个形状刺激，其中训练阶段与奖赏联结的颜色刺激会作为无关干扰出现（图7-2）。指导语会告知被试注意识别独特的形状，并完全忽略颜色。

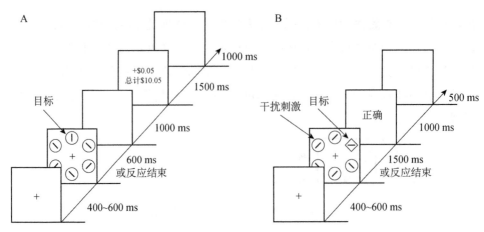

图 7-2 安德森（Anderson）的研究范式

安德森（Anderson，2013）认为，价值奖赏影响注意选择有 3 种方式：第一种是调节视觉搜索过程中选择的效率，也就是说，当目标与奖赏相联结时，在非目标中选择出目标的效率会更高；第二种是试次间的奖赏启动，当一个刺激在某个试次中被选择，那么将会提高其在随后试次中被选择的概率，这个选择就是试次间的启动；第三种是奖赏历史驱动的注意捕获，即价值驱动的注意捕获。可以看出，思威斯等（Theeuwes et al.，2012）关注的是第二种，即通过试次间的奖赏启动来改变注意选择；安德森等关注的是第三种，通过一个独立的奖赏刺激联结的历史来影响随后的注意捕获。至于奖赏改变视觉搜索的效率，其实在几乎所有关于价值影响注意捕获的研究中都可以看到，奖赏与目标相联系会提高效率，而与干扰项相联系会降低效率。这也是这些机制的共同点，即探索价值的存在与否、等级高低对某种现象或某种效应中注意选择的影响。

思威斯和比洛浦尔斯基（Theeuwes & Belopolsky，2012）也使用了与安德森等类似的实验范式，即先通过训练形成刺激与奖赏间的联结，然后通过测试来了解这种联结对注意捕获的影响。思威斯等（Theeuwes et al.，2012）基于相同的实验范式，对安德森等的研究提出了质疑。第一，即使安德森等（Anderson et al.，2011a）的研究结果可靠，那也不能证明搜索时间的增加是由高价值干扰项的位置增加了空间性注意造成的，其还可以用过滤成本来解释，即过滤掉高价值干扰项产生的竞争效应需要更多时间。第二，在采用眼动追踪法的研究中（Anderson et al.，2012；Theeuwes & Belopolsky，2012），安德森等的研究并没有发现奖赏价值在眼动捕获量上的差异，他们认为这是因为多颜色序列的呈现可能会阻碍眼动捕获的发生。第三，思威斯等（Theeuwes et al.，2012）的实验不明确告知被试搜索哪一种特定的颜色，而安德森等的研究会明确地告知被试目标颜色，因此被试对于奖赏与颜色的联结会有一个明确的模板，这种模版会明确地引导注意，并且引起奖赏对注意选择的调节效应。思威斯等（Theeuwes et al.，2012）质疑安德森等（Anderson et al.，2011）的研究设计以及逻辑，不太认同独立机制的说法，更偏向于认为价值奖赏是作为伴随成分而存在的。

四、价值驱动注意捕获的研究趋势

虽然已有关于价值驱动注意捕获的研究得出了一些确定性的结论，例如，大多数研究证实了高奖赏联结刺激影响视觉搜索中注意选择的优先性（Anderson，2013；Hickey et al.，2010b），但是在研究目的、方法及结果上还是存在不一致。对价值影响的注意捕获的作用机制形成共识之前，也许这样的争论都会持续下去。价值影响注意捕获机制为注意捕获的研究提供了一个新的思路，未来研究可以聚焦在以下几个方面。

（一）多种价值奖赏下的注意加工机制

通过前面的分析可以看出，两种观点的争议很大一部分源于实验材料、研究设计以及研究范式。对于实验材料，思威斯等（Theeuwes et al.，2012）认为，安德森等（Anderson et al.，2011）的多种颜色的刺激序列会影响实验效果，那么除了目前研究中使用较多的形状和颜色刺激，还可以考虑使用其他类型材料。例如，姚树霞（2013）在研究价值联结对愤怒优势改变的实验中，以简笔画面孔为实验材料，把高价值（高奖励或高惩罚）与高兴面孔相联结，把低价值（低奖励或低惩罚）与愤怒面孔相联结。另外，奖赏不只局限在金钱上，价值可以是一个非常广泛的定义，它既可以是积极的，也可以是消极的，既可以是文化层面的，也可以是由生物学决定的。例如，一项研究（Wang et al., 2013a) 不仅探讨了金钱奖赏与刺激联结对注意捕获的影响，还探讨了金钱损失和疼痛感对视觉搜索中注意捕获的影响，所以香甜的味道、恐惧的表情、搞笑的短片等材料都可以作为奖赏性刺激出现。在目前的研究中，由于操作性和可行性等原因，大部分研究还是集中在金钱奖赏的价值上，使用的刺激也比较单一，对于其他价值性刺激的注意优先效应还需要进一步验证。

（二）价值驱动注意捕获的普遍性和持久性

研究结果表明，价值驱动注意捕获具有普遍性和持久性。普遍性体现在具有奖赏联结特征的奇异刺激也能够增强注意优先性。研究证明了价值奖赏对注意优先性有着广泛的影响，它可以扩展到新的刺激和新的环境中（Anderson & Yantis，2012）。价值驱动注意捕获的持久性不仅体现在奖赏效应在整个测试阶段始终保持同样的强度（Failing & Theeuwes，2014），还体现在即使在训练结束很多天以后，甚至是7～9个月后，价值奖赏依然可以影响注意优先性（Anderson et al.，2011b）。另有研究结果表明，在没有进行任何额外强化的条件下，前期的价值奖赏学习在半年之后也会对注意选择产生显著的影响（Anderson &Yantis，2013）。这种价值驱动的持久性和普遍性的作用机制有哪些，这可能是今后研究的一个关注点。

（三）价值奖赏的学习效率

价值奖赏学习的效率也是一个需要进一步探讨的问题。早期关于奖赏与注意捕获的研究需要长达几天的时间，后来经过不断尝试，训练阶段由最初的1008个试次（Anderson et al.，2011a）到后来的300个试次（Anderson et al.，2011b）和240个试次（Anderson et al.，2012），研究结果表明，144个试次也能引起价值驱动注意选择。那么，144个试次是习得奖赏刺激联结的最小值吗？还是仍然有更低的下限值呢？这有待进一步验证。

关于价值驱动注意捕获，已有研究大多关注的是健康群体，对特殊群体的关注较少。有研究发现，抑郁症患者对奖赏信息表现出异常迟钝的感受性（Foti & Hajcak，2009）。一项以抑郁症患者为被试的研究发现，抑郁症患者对与奖赏相联结的刺激没有表现出显著的注意捕获效应，但是控制组却对同样刺激表现出显著的注意捕获（Anderson et al., 2014b）。这表明, 以价值为基础的注意偏向依赖于大脑的奖赏系统的正常运转, 抑郁症个体不能优先地注意与奖赏相关的信息。另外一些研究发现, 药物成瘾（Field & Cox, 2008）、注意缺陷与多动障碍（Bush, 2010）以及强迫症（Sheppard et al., 2010）等症状与抑郁症存在一定的共病性, 那么非抑郁症的特殊人群在价值驱动注意捕获上是否也有不同的表现呢？价值驱动注意捕获在与注意和奖赏有重要关联的临床综合征中是否起着重要的作用？这些问题可以作为今后研究的切入点。另外, 价值驱动注意捕获的跨文化研究也需要进一步开展。有研究者认为, 注意加工的差异可能是导致东西方系统性认知差异的基础, 并把它称之为视角差异（Nisbett & Masuda, 2003）。那么, 在对价值的认识和反应上, 中西方是否存在差异呢？这种差异又是否会对注意优先性造成影响呢？还需要进一步探讨。

第八章
价值训练对创伤后应激障碍青少年注意捕获的调节

第一节 奖赏训练与注意捕获

日常生活中,奖赏引导个体关注积极的体验(杨海波等,2020),包括生物性的食物、性需求、具有社会性的金钱和积极社会互动,它与特定的神经通路相关联,对行为有重要的驱动作用(Nawijn et al, 2015)。奖赏主要通过3种方式来实现:一是"喜欢"模式,享乐驱动的追求奖赏;二是"想要"模式,即激发一种动机,诱导人们通过引导性行为实现预定目标来追求奖赏;三是"学习"模式,通过预测和联想某个事件结果而形成奖赏(Berridge et al., 2009)。研究发现,在令人愉快的活动中,PTSD 群体表现出的缺少兴趣等症状与他们的动机性快感缺失存在显著相关。同时,研究还发现 PTSD 群体表现出缺失奖赏预期和奖赏动机(Casada & Roache,2005;Elman et al.,2005)。但是,尽管他们对奖赏的反应性会降低,对奖赏的搜索行为却可能会增多,反映的是回避策略在起作用(Contractor et al.,2013;Pickett et al.,2011)。

奖赏功能受损的结果之一就是快感缺失(Deravakian & Markou,2012;Treadway & Zald,2013)。快感缺失或是在令人愉快的活动中缺少兴趣以及不能经历积极的情绪是 PTSD 的主要特征之一(American Psychiatric Association,2013)。已有研究发现,大约有 2/3 的 PTSD 患者存在快感缺失(Carmassi et al.,2014);63%~75%的 PTSD 患者对令人愉快的活动缺乏兴趣,56%~65%的 PTSD 患者没有经历过积极情绪体验(Carmassi et al.,

2014；Franklin & Zimmerman，2001）。另外，还有研究发现，快感缺失还与PTSD消极预后呈正相关（Hassija et al.，2012）。

研究发现，PTSD群体出现的不能经历积极情绪的症状与快感缺失相关。研究结果显示，相比控制组，PTSD患者很难受到积极图片的激发，同时对积极图片也没有生理和神经上的反应（Adenauer et al.，2010；Amdur et al.，2000）。但是，PTSD患者并没有报告他们对积极刺激的反应减少了，也没有报告愉快经验和正性情绪减少了（Frewen et al.，2010；Steuwe et al.，2014）。另外，相比控制组，在积极刺激条件下，PTSD患者的大脑梭状回、颞极、背内侧前额叶皮层的神经反应似乎也有所减少（Ehlers et al.，2006；MacNamara et al.，2013），而在脑岛和杏仁核的反应却有所增加（Killgore et al.，2013），这表明了对于积极刺激在不同大脑区域的增加和减少的加工对于情感刺激、效价评估和情绪调节是非常重要的。因此，PTSD患者对积极刺激表现出低敏感性，尽管这种效应比之前报告的PTSD患者对负性刺激的敏感性低，但二者具有类似的显著性和一致性（Hayes et al.，2012a，2012b）。

有研究发现，抑郁症患者对奖赏信息会有异常迟钝的感受性（Foti & Hajcak，2009）。也有研究（Anderson et al.，2014b）发现，控制组表现出了与奖赏相联结的刺激捕获了注意，但是同样的刺激作用于抑郁症个体并不能捕获注意。这表明，以价值为基础的注意选择依赖于大脑的奖赏系统的正常运转，抑郁症群体不能优先地注意与奖赏相关的信息。那么，除了抑郁症群体，其他特殊人群在价值驱动的注意捕获上是否也有不同的表现呢？

青少年身心处于快速发展之中，他们是PTSD的易感人群。因此，探讨奖励训练对PTSD个体对地震相关信息注意偏向的调节作用，以及有利于个体的注意偏向有没有可能因为奖赏训练而恢复，将奖励对注意的引导和这些具有临床意义的议题结合起来探讨易感的PTSD青少年在价值驱动注意方面的特点，不仅能够加深对PTSD青少年注意特点的了解，还能为该群体的康复与治疗提供一些启示。

第二节　创伤后应激障碍青少年价值驱动注意捕获的特点

日常生活中，个体为了更好地生存，需要有选择性地注意某些刺激。已有研究发现，个体会优先注意奖赏联结的刺激。对于基于价值的注意捕获，一种观点认为，奖赏作为一种激励工具能够促进个体对目标的注意加工；另一种观点认为，奖赏能够增强刺激的突显性，使其能够无意识地捕获注意。一些以特殊群体为被试的研究发现，药物成瘾、注意缺陷与多动障碍、强迫症以及抑郁症患者对与奖赏相联结的刺激没有表现出显著的注意捕获效应。然而，目前还没有研究证明 PTSD 患者是否存在价值驱动的注意捕获。基于此，本次研究采用视觉搜索任务，通过探讨 PTSD 青少年与正常青少年价值驱动注意捕获的差异，揭示奖赏刺激对创伤后应激障碍青少年注意捕获影响的特点。研究结果对 PTSD 的干预与治疗具有一定的参考价值。

一、创伤后应激障碍青少年价值驱动注意捕获的研究过程

（一）研究对象

本次研究中的 PTSD 青少年全部来自四川绵竹地区，采用创伤后应激检查表（The PTSD Cheeklist-CivilianVersion，PCL-C）筛选出 33 名患有 PTSD 的青少年（年龄 13~15 岁，平均年龄 14.56 岁，其中有 9 名女生）。然后，根据年龄和性别匹配出 33 名正常青少年（年龄 13~16 岁，平均年龄 15.34 岁，其中有 7 名男生）作为对照组。两组被试均无既往重大创伤史和精神病史，所有的被试都是右利手，视力正常或矫正后视力正常，无色盲、色弱。被试事先不知道实验目的。每个被试均会获得价值不等的礼品。整个实验通过了当地三甲医院医学伦理委员会的审核。

（二）实验材料

实验分为训练阶段和测试阶段，两个阶段的任务均是视觉搜索任务。

在训练阶段，搜索序列由 6 个不同颜色（红、绿、蓝、青、粉、橙、黄或白）的圆形（2.3°×2.3°视角）组成，这些圆形以相同的间隔沿着 5°视角为半径的虚拟圆周放置。目标被定义为一个红色或绿色的圆，每次会随机出现在 6 个位置中的任意一个位置。在目标圆形内，白色线条的方向为水平或垂直，而在非目标圆中白色线条向左或向右倾斜 45°。

在测试阶段，搜索序列由 5 个菱形和 1 个圆形组成或者由 5 个圆形和 1 个菱形组成，每个图形的颜色（红、绿、蓝、青、粉、橙、黄或白）随机且不相同，而目标圆形的颜色始终不会是红色或绿色，此时红色和绿色均是干扰项。其中，1/3 的试次无干扰项，2/3 的试次有干扰项。在有干扰项的试次中，一半是高奖赏干扰项，另一半是低奖赏干扰项。指导语会告知被试刺激的颜色与任务无关，应该被忽略。

（三）仪器设备

实验在 DELL Latitude D630 型笔记本电脑上完成，处理器为酷睿双核 2.16G，内存 2G，256M 独立显卡，显示器为 14.1 英寸，分辨率为 1280×800，刷新率为 60Hz。实验材料通过 E-prime2.0 控制软件呈现，软件自动记录被试的反应正误和反应时。

（四）实验设计与流程

本次实验采用二因素混合设计，其中被试类型（PTSD 青少年、正常青少年）为被试间设计，奖赏类型（训练阶段：高奖赏、低奖赏，测试阶段：高奖赏干扰物、低奖赏干扰物和无干扰物）为被试内设计。

实验在一间光线微暗的实验室进行，被试距离计算机屏幕约 80cm。实验流程见图 8-1。练习阶段共有 3 个组块，每个组块有 48 个试次，正式实验开始前会有一个 8 个试次的练习实验，被试在练习时正确率达到 60%以上即可开始正式实验，否则重新练习，直至达标。测试阶段同样为 3 个组块，每个组块有 48 个试次，练习合格才能开始正式实验。不同的组块之间会有休息的时间，避免被试疲劳，被试可以根据自己的感觉自行决定休息时间。在训练阶段，单个试次的时间进程为：首先，在黑色背景下呈现一个 400ms 的白色注视点（0.5°×0.5°视角），接着呈现视觉搜索序列，图形在1500ms或按键反应后消失。1000ms的空白屏后，会呈现奖赏反馈，高奖赏刺激回答正确显示"+10"，低奖赏刺激回答正确显示"+1"，回答错误显示"0"，最后试次间的间隔在400～600ms随机呈现。测试阶段的区别在于，取消了奖赏反馈，同样首先呈现一个400ms的注视点，然后呈现视觉搜索序列，图形在1500ms或按键反应后消失，最后试次间的间隔是在900～1200ms随机呈现。目标出现的位置、目标的颜色、目标内线条的朝向以及测试阶段干扰物的位置都在试次间进行了平衡。

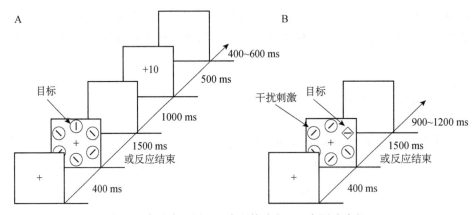

图8-1 实验流程图（A为训练阶段，B为测试阶段）

（五）数据分析

行为数据指标包括正确率和反应时，被试没有在规定时间内做出反应也算错误。所有数据录入计算机，采用SPSS17.0统计软件，对行为结果进行重复测量方差分析。

二、创伤后应激障碍青少年价值驱动注意捕获的量化分析

（一）正确率结果分析

对正确率进行重复测量方差分析，结果表明，在两个实验阶段，奖赏类型主效应、被试类型主效应以及奖赏类型与被试类型的交互作用均不显著（表8-1）。

表 8-1　不同奖赏类型条件下的正确率（M±SD）

被试	训练阶段		测试阶段		
	高奖赏	低奖赏	高奖赏干扰	低奖赏干扰	无干扰
PTSD 青少年	0.87±0.10	0.86±0.09	0.80±0.11	0.84±0.11	0.81±0.10
正常青少年	0.90±0.07	0.89±0.07	0.89±0.08	0.89±0.07	0.90±0.06

（二）反应时结果分析

对训练阶段被试的反应时进行 2（奖赏类型：高奖赏、低奖赏）×2（被试类型：PTSD 青少年、正常青少年）的重复测量方差分析。统计结果显示（表 8-2），奖赏类型主效应显著[$F(1, 64)=22.877$, $p<0.001$]，高奖赏刺激的搜索反应时（735ms）显著短于低奖赏刺激的搜索反应时（771ms）；被试类型主效应显著[$F(1, 64)=16.321$, $p<<0.001$]，PTSD 青少年的反应时（708ms）短于正常青少年的反应时（799ms）；奖赏类型与被试类型的交互作用不显著[$F(1, 64)=1.338$, $p>0.05$]。

对测试阶段被试的反应时进行 3（奖赏类型：高奖赏干扰物、低奖赏干扰物、无干扰物）×2（被试类型：PTSD 青少年、正常青少年）的重复测量方差分析。统计结果显示（表 8-2），奖赏类型主效应显著[$F(1, 64)=5.933$, $p<0.05$]，进一步分析发现，高奖赏干扰物条件下的搜索反应时（853ms）显著长于低奖赏干扰物条件下的搜索反应时（835ms）与无奖赏干扰物条件下的反应时（834ms），并且差异具有统计学意义；被试类型主效应不显著[$F(1, 64)=0.301$, $p>0.05$]，PTSD 青少年的搜索反应时（834ms）与正常青少年的搜索反应时（848ms）的差异不显著；奖赏类型与被试类型的交互作用不显著[$F(1, 64)=1.987$, $p>0.05$]。

表 8-2　不同奖赏类型条件下的反应时（M±SD）　　（单位：ms）

被试	训练阶段		测试阶段		
	高奖赏	低奖赏	高奖赏干扰	低奖赏干扰	无干扰
PTSD 青少年	686±86	730±107	853±122	825±103	823±113
正常青少年	779±101	809±107	853±113	845±104	846±101

三、创伤后应激障碍青少年价值驱动注意捕获的特点

本次研究采用视觉搜索任务，探讨 PTSD 青少年价值驱动注意捕获的特点，通过要求被试完成训练阶段和测试阶段的实验来考察价值驱动如何影响个体的注意捕获。训练阶段，个体对高奖赏刺激目标的反应时显著短于低奖赏刺激目标的反应时；在测试阶段，当高奖赏刺激变成干扰刺激时，个体在高奖赏干扰物条件下的搜索反应时长于低奖赏与无奖赏条件下的搜索反应时，这两个实验结果表明奖赏效应可以影响个体的注意捕获。以往的研究也发现，注意捕获先前与奖赏联结的刺激，表现为与任务无关的奖赏联结刺激会干扰被试对目标的搜索。对于基于奖赏-刺激联结的注意捕获，有两种可能的解释，一种是奖赏能够改变个体的动机，进而可以优化注意资源的分配；另一种是奖赏能够改变刺激的突显性。纪丽燕等（2015）的研究结果表明，奖赏预期能够提高个体的动机状态，能够有效调节自上而下的认知过程使其偏向奖赏联结的刺激，进而影响被试的行为表现。凯拉齐等（Chelazzi et al., 2013）也发现，奖赏能够显著提高自上而下的注意控制，将注意资源有效分配给奖赏相联结的刺激。安德森等（Anderson et al., 2011）、卡马拉等（Camara et al., 2013）、希基等（Hickey et al., 2010）则认为，奖赏能够增强刺激的突显性，因此与奖赏相联结的刺激能够捕获注意，从而干扰当前任务的有效完成。

本次实验发现，在训练阶段，不同被试类型下的反应时差异具有统计学意义，PTSD 青少年的反应时显著短于正常青少年的反应时，而测试阶段 PTSD 青少年的反应时与正常青少年的反应时差异不显著，这说明两组被试都存在价值驱动的注意捕获效应。对于训练阶段两组被试群体的反应时存在显著的差异，有两种可能的解释。第一种可能是在不同的奖赏条件下，正常青少年反应的正确率都高于 PTSD 青少年，这说明正常组青少年在整个实验过程中都比较认真，进而影响其反应速度；PTSD 青少年由于难以集中注意，为了尽快完成实验而不得不促使其快速做出反应。第二种可能是 PTSD 青少年的奖赏系统功能正常，因此对奖赏刺激表现出较高的敏感，这与前人的研究结果不一致。另有研究（Kalebasi et al., 2015）发现，PTSD 患者对奖赏刺激的反应比较迟钝。造成这种差异的原因可能是研究对象不同，本次实验 PTSD 组实验对象是来自地震灾区的青少年，而先前研究（Kalebasi et al., 2015）PTSD 组实验对

象是来自生理受过严重创伤的群体。

此外,对其他特殊群体,如药物成瘾、注意缺陷与多动障碍、强迫症以及抑郁症患者的研究也发现,这些群体对与奖赏相联结的刺激没有表现出显著的注意捕获效应。以往的这些研究都表明,被试之所以对奖赏刺激的反应比较迟钝,是因为其奖赏系统功能已异常化。本次实验中 PTSD 青少年表现出明显的价值驱动的注意捕获效应,这也间接证明 PTSD 青少年的奖赏系统能够正常运行。总之,在本次实验条件下可得出如下结论:PTSD 青少年存在价值驱动注意捕获。

第三节 奖赏训练对创伤后应激障碍青少年注意捕获的影响

一、奖赏训练影响创伤后应激障碍青少年注意捕获的研究过程

已有研究发现,与奖赏相联结的刺激会优先捕获个体的注意。然而,一些以药物成瘾、强迫症及抑郁症患者为被试的研究发现,患者对与奖赏相联结的刺激均没有表现出显著的注意捕获效应。还有一些研究发现,PTSD 患者对奖赏相关联的刺激的反应比较迟钝。但目前还没有证据表明 PTSD 青少年存在显著的价值驱动注意捕获效应。基于此,本次研究采用视觉搜索任务,通过对比 PTSD 青少年与正常青少年价值驱动注意捕获的差异,揭示奖赏对 PTSD 青少年注意捕获的影响。

(一)研究对象

PTSD 群体的选择同前实验。有 31 名 PTSD 个体自愿参加实验(年龄 13~15 岁,平均年龄 14.56 岁,9 名女生),最终有效被试为 28 人;同时在该地区根据年龄和性别,匹配出 28 名正常青少年(平均年龄 14.34 岁,9 名女生)作为对照组。所有被试均无既往精神病史,均是右利手,视力或矫正视力正常,无色盲、色弱。被试事先不知道实验目的。每名被试均会获得价值不等的礼品。

（二）实验材料

实验材料与本章第二节实验材料相同。

（三）仪器设备

实验在联想 Thinkpad T430 型笔记本电脑上完成，处理器为 Intel i5 2.16G，内存为 8G，1G 独立显卡，显示器为 14.1 英寸，分辨率为 1600×900 像素，刷新率为 60Hz。实验材料通过 E-prime2.0 控制软件呈现，软件自动记录被试的反应正误和反应时。

（四）实验设计与流程

实验设计为 2（被试类型：PTSD 青少年、正常青少年）×3（奖赏类型：高奖赏、低奖赏和无奖赏）二因素混合实验设计，其中被试类型为被试间设计，奖赏类型为被试内设计。

实验在一间安静的实验室进行，被试距离计算机屏幕约 75cm。实验流程见图 8-1。实验中整体采用了安德森等发展的一种独创的实验范式（Anderson et al., 2011b），这一范式来源于额外奇异刺激范式（Theeuwes, 1991）。实验的两个阶段均是视觉搜索任务，训练阶段是判断某种特殊颜色线条的方向，测试阶段是判断某种特殊形状线条的方向。训练阶段共有 3 个组块，每个组块有 48 个试次，正式实验开始前会有 8 个试次的练习，确保被试熟悉实验任务。测试阶段同样为 3 个组块，每个组块有 48 个试次。

训练阶段流程如下：首先在黑色背景上呈现白色注视点 400ms（0.5°× 0.5° 视角），接着呈现视觉搜索序列，被试按键反应或呈现 1500ms 后消失，然后是空屏 1000ms，接着呈现奖赏反馈 500ms，高奖赏项目回答正确显示"+10"，低奖赏项目回答正确显示"+1"，回答错误显示"0"。两个试次的间隔在 400～600ms（随机）。测试阶段的流程与训练阶段大致相同，区别在于取消了奖赏反馈，试次间的间隔为 900～1200ms（随机）。目标出现的位置、目标的颜色、目标内线条的朝向以及测试阶段干扰项的位置都在试次间进行了平衡。

具体的操作流程同本章第二节实验操作流程。

训练开始之前,主试明确告知被试在接下来的任务中表现得越好,将会赢得越多的奖品。被试为初中生,所以用等额的奖品来代替金钱奖赏,根据被试在练习阶段得到的总分来给被试相应的奖品,如果分数为练习阶段满分的50%及以下,给予被试价值40元的奖品,如果分数为练习阶段满分的50%～80%,给予被试价值45元的奖品,如果分数为练习阶段满分的80%及以上,给予被试价值50元的奖品。目标出现的位置、目标的颜色、目标内线条的朝向以及测试阶段中干扰物的位置都在试次间进行了平衡。

(五)数据分析

因变量为正确率和反应时,被试没有在规定时间内做出反应也算错误。所有数据采用SPSS17.0进行统计分析。

二、奖赏训练影响创伤后应激障碍青少年注意捕获的量化分析

(一)正确率结果分析

对被试反应的正确率进行重复测量方差分析,结果表明,在两个实验阶段,奖赏类型主效应、被试类型主效应以及奖赏类型与被试类型的交互作用均不显著。进一步分析发现(表8-3),在不同实验条件下,正常青少年的正确率均高于PTSD青少年的正确率,但差异不具有统计学意义($p>0.05$)。

表8-3 不同实验条件下的正确率($M \pm SD$)

被试类型	实验阶段	奖赏类型		
		高奖赏	低奖赏	无奖赏
PTSD青少年	训练	0.87±0.10	0.86±0.09	
	测试	0.80±0.11	0.84±0.11	0.81±0.10
正常青少年	训练	0.90±0.07	0.89±0.07	
	测试	0.89±0.08	0.89±0.07	0.90±0.06

(二)反应时结果分析

不同类型被试在不同阶段、不同实验条件下的反应时结果见表8-4。对训

练阶段的反应时进行2（奖赏类型：高奖赏、低奖赏）×2（被试类型：PTSD青少年、正常青少年）的重复测量方差分析。结果表明，奖赏类型主效应显著，$F(1, 54)=30.077$，$p<0.01$，$\eta^2=0.621$，高奖赏条件下的反应时显著短于低奖赏条件下的反应时。被试类型主效应不显著，$F(1, 54)=1.078$，$p>0.05$，PTSD青少年的反应时短于正常青少年的反应时，但差异不显著。奖赏类型与被试类型的交互作用显著，$F(1, 54)=6.356$，$p<0.05$，$\eta^2=0.306$。进一步简单效应分析发现，在高奖赏条件下，PTSD青少年的反应时显著短于正常青少年的反应时，$t(54)=-1.95$，$p<0.05$；低奖赏条件下，PTSD青少年的反应时与正常青少年的反应时无显著差异，$t(54)=-0.133$，$p>0.05$。

表8-4 不同实验条件下的反应时（$M \pm SD$） （单位：ms）

被试类型	实验阶段	奖赏类型		
		高奖赏	低奖赏	无奖赏
PTSD青少年	训练	691±77	746±100	
	测试	859±129	814±106	818±121
正常青少年	训练	729±67	749±60	
	测试	875±115	856±113	855±106

对测试阶段的反应时进行3（奖赏类型：高奖赏、低奖赏和无奖赏）×2（被试类型：PTSD青少年、正常青少年）的重复测量方差分析。结果表明，奖赏类型主效应显著，$F(1, 54)=18.004$，$p<0.01$，$\eta^2=0.427$，进一步分析发现，高奖赏条件下的反应时显著长于低奖赏条件下的反应时与无奖赏条件下的反应时；低奖赏条件下的反应时与无奖赏条件下的反应时无显著差异。被试类型主效应不显著，$F(1, 54)=1.706$，$p>0.05$，PTSD青少年的反应时与正常青少年的反应时无显著差异。奖赏类型与被试类型的交互作用不显著，$F(1, 54)=2.706$，$p>0.05$。

三、奖赏训练影响创伤后应激障碍青少年注意捕获的特点

本次研究采用视觉搜索任务，探讨奖赏影响PTSD青少年注意捕获的过程。具体做法是通过要求被试完成训练阶段和测试阶段的视觉搜索任务考察奖赏如何影响个体的注意捕获。在训练阶段，个体对高奖赏刺激目标的反应时显

第八章
价值训练对创伤后应激障碍青少年注意捕获的调节

著短于低奖赏刺激目标的反应时；在测试阶段，当高奖赏刺激变成干扰刺激时，个体在高奖赏干扰项条件下的搜索反应时长于低奖赏干扰项与无奖赏干扰项条件下的搜索反应时，这两个实验结果表明奖赏效应可以影响个体的注意捕获。以往的研究也发现，注意捕获先前与奖赏联结的刺激，表现为与任务无关的奖赏联结刺激会干扰被试对目标的搜索。对于基于奖赏-刺激联结的注意捕获，有两种可能的解释：一种是奖赏能够改变个体的动机，进而可以优化注意资源的分配；另一种是奖赏能够改变刺激的突显性。纪丽燕等（2015）的研究结果表明，奖赏预期能够提高个体的动机状态，能够有效调节自上而下的注意加工过程，使其优先注意与奖赏联结的刺激，进而影响被试的行为表现。凯拉齐等（Chelazzi et al.，2013）也发现，奖赏能够显著提高自上而下的注意控制，将注意资源有效分配给奖赏相联结的刺激。安德森等（Anderson et al.，2011）则认为，奖赏能够增强刺激的突显性，因此与奖赏相联结的刺激能够捕获注意，从而干扰当前任务的有效完成。

本次实验发现，在两个实验阶段，PTSD青少年的反应时与正常青少年的反应时差异不显著，且两组被试都表现出显著的价值驱动注意捕获效应，这说明两组被试受价值驱动的影响程度是相同的，这个结果与谢泼德（Sheppard，2010）、安德森等（Anderson et al.，2014b）的研究结果不一致。以往对其他特殊群体，如药物成瘾、强迫症以及抑郁症患者的研究发现，实验组没有表现出显著的价值驱动注意捕获效应，但是控制组却表现出显著的价值驱动注意捕获效应。造成这种差异的原因，可能是PTSD青少年与其他特殊群体的奖赏系统存在差异。安德森等（Anderson et al.，2014b）认为，以价值为基础的注意捕获依赖于大脑奖赏系统的正常运转，因此抑郁症个体不能优先注意与奖赏相关的信息。在本次实验中，PTSD青少年与正常青少年都表现出显著的价值驱动注意捕获效应，这说明PTSD青少年与正常青少年的奖赏系统能够正常运转，因此PTSD青少年能够优先注意与奖赏联结的刺激。此外，本次实验所得的结果与卡尔斯等（Kalebasi et al.，2015）的研究结果也不一致。造成这种差异的原因可能是研究对象不同。本次实验PTSD组的实验对象来自地震灾区的青少年，而在卡尔斯等（Kalebasi et al.，2015）的研究中，PTSD组的实验对象为生理曾受过严重创伤的老年人。生理受重创的PTSD老年群体的奖赏系统功能已异常化，因此对奖赏刺激的反应比较迟钝。总之，被试之所以对奖赏刺激的反应比较迟钝,是因为其奖赏系统功能已异常化。本次实验中的 PTSD 青少年表现出明显的价值驱动的注意捕获效应,这也间接证明 PTSD 青少年的奖赏系统能够正常运行。总之,本次实验发现,奖赏能够调节 PTSD 青少年的注意捕获过程。

第四节　奖赏训练影响创伤后应激障碍青少年注意捕获的电生理研究

一、奖赏训练影响创伤后应激障碍青少年注意捕获的电生理研究过程

本章第二节的研究发现,奖赏训练可以改变 PTSD 个体的注意加工过程,但是行为数据还无法揭示其机制。本次研究在其基础上,进一步采用 ERP 技术,以 N2pc 为指标,探讨奖赏训练对 PTSD 青少年注意加工的影响机制。前文研究结果表明,奖赏能够改变被试的注意选择,并且两个被试组都出现了价值驱动注意捕获。因此,本次研究假设,在奖赏训练阶段,高奖赏刺激能够比低奖赏刺激引发更大的 N2pc;在测试阶段,高奖赏干扰刺激会更多地捕获注意,因此会比低奖赏干扰刺激诱发更大的 N2pc 波幅。

（一）研究对象

按照与前面实验相同的流程和标准,选取 PTSD 组被试共 19 人（年龄 13~15 岁,平均年龄 14.21 岁,13 名女生）。对照组为天津市的中学生,来自 4 所学校,均为自愿招募,共 21 人（年龄 13~15 岁,平均年龄 14.83 岁,14 名女生）。所有被试均为右利手,视力或矫正视力正常。实验材料和程序同本章第二节。

（二）脑电记录和分析

对于脑电活动,使用 EGI（Electrical Geodesics Inc.,电气大地测量公司）

公司生产的 EGI-64 导脑电记录系统进行记录。所有电极的电阻均保持在规定的 50 000Ω 以下，在眼眶周围和下方有 6 个电极记录水平眼电和垂直眼电，参考电极为顶叶的 Cz 电极。滤波带通为 0.1～100Hz，采样频率为 250Hz。使用 Net Station 软件对脑电数据进行处理，离线滤波共有两步——低通滤波和高通滤波，滤波带通为 0.1～30Hz。分段之后，将小于 $-70\mu V$ 和大于 $70\mu V$ 的电波标记为眼电伪迹，由于实验为视觉搜索实验，需要较多的眼球运动，并且青少年的自我控制能力较差，所以数据中的眼动标记较多，其中训练阶段和测试阶段均有 3～4 名被试的数据由于眼电伪迹过多而被剔除。在进行坏电极替换和叠加平均后，将顶叶的参考电极替换为全部电极参考来进基线校正（-100～0ms）。

脑电数据的分析时程是 500ms，包括搜索序列呈现前的 100ms 的基线期和呈现后的 400ms。根据实验目的，选取 N2pc 成分来进行分析。通过计算大脑枕叶的 P7（第 31 导电极）和 P8（第 44 导电极）两个电极上每种奖赏类型和每个单侧的平均幅值来测量，分析的时间窗口为 210～280ms。

二、奖赏训练影响创伤后应激障碍青少年注意捕获的电生理分析

（一）训练阶段的量化分析

训练阶段两组被试在两个奖赏水平下的 N2pc 波幅结果见表 8-5。对 N2pc 的波幅和潜伏期分别进行了 2（组别：PTSD 组、对照组）×2（奖赏水平：高、低）的二因素重复测量方差分析，组别为被试间变量，奖赏水平为被试内变量，所有超过平均数正负 3 个标准差的数据被剔除。

表 8-5 训练阶段两组被试在两个奖赏水平下的 N2pc 波幅（$M \pm SD$）（单位：μV）

项目	PTSD 组	对照组
高价值奖赏	-2.73±3.09	-2.97±1.66
低价值奖赏	-2.03±2.30	-1.79±1.98

对 N2pc 的波幅进行方差分析发现，奖赏水平主效应显著，$F(1, 32)=8.15$，$p<0.01$，$\eta^2=0.426$，高奖赏刺激引发的 N2pc 波幅（$M=-1.79\mu V$）显著高于低奖赏刺激引发的 N2pc 波幅（$M=-1.13\mu V$）；组别主效应不显著，$F(1,$

32）=0.015，$p>0.05$，二者的交互作用不显著。

训练阶段两组被试在不同奖赏水平下的 N2pc 示意图见图 8-2。对 N2pc 的潜伏期进行重复测量方差分析，发现组别主效应、奖赏水平主效应、二者的交互作用也不显著。

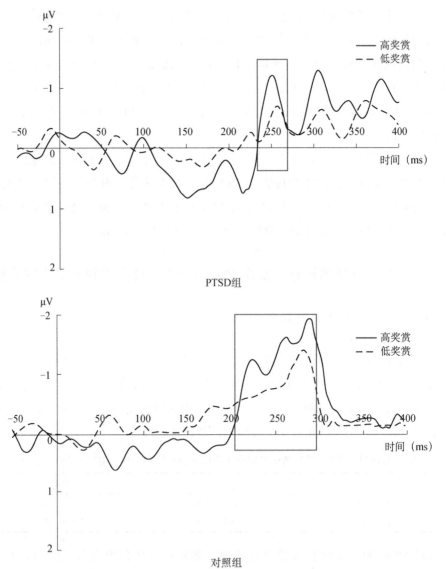

图 8-2　训练阶段两组被试在不同奖赏水平下的 N2pc

（二）测试阶段的量化分析

测试阶段两组被试在 3 个奖赏水平下的 N2pc 波幅见表 8-6。对 N2pc 的波幅和潜伏期进行了 2（组别：PTSD 组、对照组）×3（奖赏水平：高、低、无干扰）的二因素重复测量方差分析，组别为被试间变量，干扰刺激价值水平为被试内变量，超过平均数正负 3 个标准差的数据被剔除。

表 8-6 测试阶段两组被试在 3 个奖赏水平下的 N2pc 波幅（$M \pm SD$）（单位：μV）

项目	PTSD 组	对照组
高价值干扰	−2.65±2.57	−4.10±1.90
低价值干扰	−0.60±3.69	−2.49±2.54
无干扰	−0.08±3.15	−1.78±2.75

对测试阶段的 N2pc 波幅进行重复测量方差分析，结果表明，奖赏水平主效应显著，$F(2, 30)=12.36$，$p<0.01$，$\eta^2=0.482$，高奖赏干扰条件下 N2pc 的波幅显著高于低奖赏干扰条件和无干扰条件下的波幅；组别因素的主效应不显著，$F(1, 31)=1.97$，$p>0.05$。价值和组别的交互作用显著，$F(2, 30)=6.13$，$p<0.01$，$\eta^2=0.281$。简单效应分析发现，PTSD 组被试在不同奖赏条件下引发的 N2pc 波幅存在显著差异，$F(2, 30)=10.32$，$p<0.01$，$\eta^2=0.316$，高价值条件下的 N2pc 波幅显著大于低价值和无干扰条件；对照组被试在不同奖赏条件下引发的 N2pc 波幅存在显著差异，$F(2, 30)=6.89$，$p<0.05$，$\eta^2=0.409$，高价值条件下的 N2pc 波幅显著大于低价值和无干扰条件。

测试阶段两组被试在不同奖赏水平下的 N2pc 见图 8-3。对测试阶段的 N2pc 潜伏期进行重复测量方差分析的结果表明，组别主效应、奖赏水平主效应及二者的交互作用均不显著。

三、奖赏训练影响创伤后应激障碍青少年注意捕获的电生理特点

N2pc 成分与空间选择性注意密切相关，反映的是对当前任务的相关刺激进行的空间选择性加工（Luck & Hillyard, 1994；Eimer, 1996）。N2pc 实质上是一种差异波，位于大脑后部，是在 200~300ms 产生的一种负波（姚树霞等，2012）。N2pc 被广泛应用在视觉搜索任务中，就是在干扰物中对目标物进

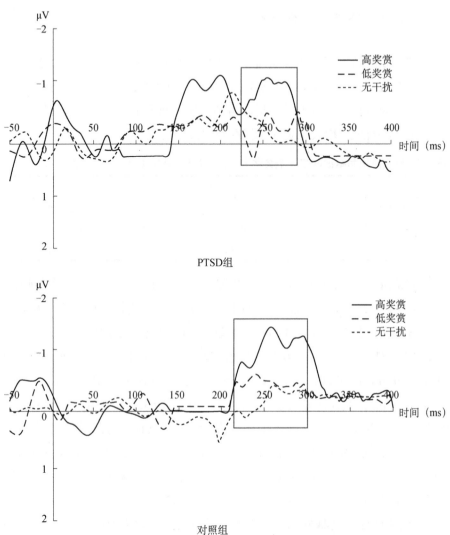

图 8-3 测试阶段两组被试在不同奖赏水平下的 N2pc

行选择（Eimer，1996；Girelli et al.，1997；Luck & Hillyard，1994），后来很多研究注意捕获的实验也应用了 N2pc，它在这些研究中都被视为是否发生注意捕获的标志（Brisson & Jolicoeur，2007；Eimer & Kiss，2007）。

本次研究中的 N2pc 与行为数据结果基本一致。在训练阶段，价值的主效应显著，表明了高价值条件能比低价值条件引发更大的波幅。练习阶段的主要任务并不是证明价值效应的存在，而是通过这个阶段的学习来建立高低价值和相关刺激之间的联结。测试阶段的数据表明，训练阶段的刺激与不同价值水平的奖赏之间建立了联结，能够使价值在接下来的任务中作为干扰物来捕获注意。不同价值条件下的 N2pc 差异表明，价值干扰物能够引发更大的 N2pc 波幅。另外，正如行为数据反映的那样，PTSD 组和对照组仍然没有表现出显著的差异，两组都出现了价值驱动的注意捕获。

本次实验中，无论是训练阶段还是测试阶段，PTSD 组 N2pc 的潜伏期持续时间都要比对照组短。这些直观的差异可能意味着相比正常青少年，PTSD 青少年在整个视觉搜索任务呈现的过程中都激发了脑区的较大活动，但是对奖赏干扰的反应相对没有那么强烈，这可能与 PTSD 患者脑内的多巴胺奖赏系统异常相关（Nawijn et al., 2015）。潜伏期没有差异反映了被试在任何条件下对目标刺激注意分配的模式都是一样的。

第五节　奖赏训练调节创伤后应激障碍青少年的注意捕获过程

本次研究从行为反应和电生理两个角度探讨了奖赏训练对 PTSD 青少年注意捕获的影响。在练习阶段，将不同的颜色刺激和不同价值水平之间建立联结；在测试阶段，首先验证了这种价值刺激联结的形成，然后证明这种联结能在接下来的任务中影响被试对目标的选择。另外，两个阶段的行为和 ERP 数据表明，PTSD 青少年和正常青少年一样，都能出现价值驱动注意捕获效应。

本次研究关注的 N2pc 成分与注意选择过程密切相关（杨海波等，2019），反映了刺激呈现后注意第一次转移的方向（Eimer & Kiss，2007；Luck & Hillyard，1994）。通常认为，在进行选择性的注意加工时，N2pc 的产生可能有两种原因：一是促进了对目标进行选择性的加工；二是抑制了对干扰物的加工（姚树霞等，2012）。吉雷利（Girelli et al.，1997）认为，N2pc 反映的是一种空间过滤性加工，就是通过抑制周围的干扰物的信息来识别目标。后来，希基等（Hickey et al.，2009）将这两种理论整合，他们认为在视觉搜索中注意系统并不只是依靠一种机制，而是依靠一些资源对目标进行加工、依靠一些资源对干扰物进行抑制，两种机制共同起作用。

由于价值在训练阶段是作为目标出现的，而在测试阶段是作为干扰物出现的，所以可以认为两个阶段所引发的 N2pc 体现的是不同的机制，训练阶段不存在干扰物，因此高奖赏的 N2pc 单纯地就是对搜索目标具有促进作用，而测试阶段高价值干扰物引发的高 N2pc 体现的是被试对高奖赏带来的强烈干扰进行抑制的同时要对目标进行搜索，于是相比于只需要识别目标的无干扰条件要引发更大波幅的 N2pc 成分。另外本次研究发现，两个阶段的高价值的条件都能引发更大的 N2pc 波幅，这与前人的研究结果一致（Hickey et al, 2010; Kiss et al, 2009），尽管他们的研究范式、研究任务与本研究不同，但是共同点是高奖赏刺激比低奖赏刺激引发了更大的 N2pc 波幅，说明高奖赏能够分配更多的注意，价值能够对人们的注意优先性产生重要影响。

值得关注的是，PTSD 青少年也表现出了价值驱动注意捕获，并且受价值影响的程度与正常组无显著差异，这个结果没有证实研究假设。已有研究发现，PTSD 患者存在奖赏功能异常（Nawijn et al, 2015）和多巴胺系统的缺陷，因此他们不能对奖赏相联结的刺激表现出高的注意优先性。对于这种结果的不一致，可以从两个方面来解释。

一方面，一些研究发现了抑郁症个体对外部奖赏的感受性异常地迟钝（Contractor et al., 2013）。虽然 PTSD 和抑郁症存在一定的共病概率，但是 PTSD 还是具有不同于抑郁症的特点，回避性症状是 PTSD 患者的主要症状之一。尽管奖赏与创伤性事件无关，但是 PTSD 群体可能会因为回避策略增多而对奖赏出现更多的搜索行为（Contractor et al., 2013），因此虽然看似奖赏影响了 PTSD 青少年的注意捕获，但是本质上这可能是一种对价值的回避。两个组虽然都表现出价值驱动注意捕获，但是背后的机制并不相同，这也就解释了两者在 N2pc 波形图上的差异。

另一方面，罗珀等（Roper et al., 2014）的研究指出，青少年比成年人的价值驱动注意捕获效应表现得更持久，因为青少年和成人对金钱的经历不同，所以会对金钱奖赏的反应更强烈，多巴胺等生理指标的变化使得奖赏功能显著提高，从而导致他们的认知控制变得困难。也就是说，他们知道不应该去注意高奖赏的干扰物，应该去完成任务，但是很难去控制自己。还有研究表明，相比年轻人，老年人加工目标刺激时的 N2pc 波幅更小，视觉空间注意的能力随着年龄的增长而退化（Lorenzo-López et al., 2008）。因此，青少年特殊的敏感性使得两组被试对价值的感受性整体提升了，都产生了奖赏的价值效应。

参考文献

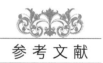

白玉, 杨海波. (2021). 创伤后应激障碍个体对威胁刺激的注意偏向: 眼动研究的证据. *心理科学进展, 29*(4), 737-746.

陈文锋, 禤宇明, 刘烨, 傅小兰, 付秋芳. (2009). 创伤后应激障碍的认知功能缺陷与执行控制——5·12震后创伤恢复的认知基础. *心理科学进展, 17*(3), 610-615.

陈曦, 钟杰, 钱铭怡. (2004). 社交焦虑个体的注意偏差实验研究. *中国心理卫生杂志, 18*(12), 846-849.

高笑, 陈红. (2006). 消极身体意象者的注意偏向研究进展. *中国临床心理学杂志, 14*(3), 272-274.

高笑, 王泉川, 陈红, 王宝英, 赵光. (2012). 胖负面身体自我女性对身体信息注意偏向成分的时间进程: 一项眼动追踪研究. *心理学报, 44*(4), 498-510.

谷莉, 白学军. (2014). 成人与幼儿面部表情注意偏好的眼动研究. *心理科学, 37*(1), 101-105.

韩玉昌, 杨文兵, 隋雷. (2003). 图画与中、英文词识别加工的眼动研究. *心理科学, 26*(3), 21-24.

侯彩兰. (2007). *矿难后创伤后应激障碍流行病学及神经影像学研究*. 博士学位论文, 中南大学.

黄清玲, 卢光明, 张志强, 刘文, 钟元, 王中秋, 张龙江, 刘一军. (2009). 创伤后应激障碍静息状态下脑fMRI的研究. *临床放射学杂志, 28*(6), 750-754.

纪丽燕, 陈宁轩, 丁锦红, 魏萍. (2015). 奖赏预期调节局部注意干扰效应. *心理学报, 47*(6), 721-733.

寇慧, 苏艳华, 罗小春, 陈红. (2015). 相貌负面身体自我女性对相貌词的注意偏向: 眼动的证据. *心理学报, 47*(10), 1213-1222.

李洋, 董晓梅, 彭琳, 张思恒, 叶云凤, 叶泽兵, 田军章, 王声湧. (2014). 儿童及青少年地震创伤后应激障碍患病率的Meta分析. *中华创伤杂志, 30*(11), 1075-1081.

庞焯月, 席居哲, 左志宏. (2017). 儿童青少年创伤后应激障碍(PTSD)治疗的研究热点——基于美国文献的知识图谱分析. *心理科学进展, 25*(7), 1182-1196.

钱铭怡, 陈曦, 钟杰. (2004). 社交焦虑个体的注意偏差. *中国临床心理学杂志, 12*(4), 424-427.

陶炯, 范方, 杨肖嫦, 郑裕鸿. (2009). 地震后6月灾区创伤后应激障碍中学生伴发焦虑及抑郁分析. *中华行为医学与脑科学杂志, 18*(11), 991-993.

王超逸, 高博, 杨庆雄, 李勇辉. (2015). 创伤后应激障碍中的非适应性泛化现象. *心理科学进展, 23*(2), 252-260.

王海涛, 黄珊珊, 黄月胜, 孙孝游, 郑希付. (2012). PTSD青少年对威胁图片注意偏向的时程特点及习惯化倾向. *心理发展与教育, 28*(3), 255-262.

王红波, 朱湘茹. (2016). 调控去甲肾上腺素能系统对防治创伤后应激障碍的影响. *心理科学进展, 24*(6), 923-933.

闫国利, 熊建萍, 臧传丽, 余莉莉, 崔磊, 白学军. (2013). 阅读研究中的主要眼动指标评述. *心理科学进展, 21*(4), 589-605.

颜志强, 王福兴, 苏彦捷. (2016). 疼痛面孔注意加工中共情的作用——来自眼动的证据. *心理科学, 39*(3), 573-579.

杨海波, 刘冰洁, 李量. (2020). 奖赏历史对自上而下注意控制的调节: 促进还是干扰? *心理科学, 43*(3), 557-563.

杨海波, 牛丽丽, 尹莎莎, 白学军. (2019). 视觉工作记忆中非语义编码信息对注意捕获的影响: 来自ERPs的证据. *心理与行为研究, 17*(1), 8-14.

杨海波, 赵欣, 汪洋, 张磊, 王瑞萌, 张毅, 王力. (2017a). PTSD青少年执行功能缺陷的情绪特异性. *心理学报. 49*(5), 643-652.

杨海波, 赵欣, 韦小英, 王瑞萌. (2017b). 价值驱动注意捕获: 独立机制还是伴随作用? *心理学探新, 37*(1), 29-33.

杨小冬, 罗跃嘉. (2005). 焦虑障碍患者的注意偏向和自我注意特点(综述). *中国心理卫生杂志, 19*(8), 545-548.

杨晓梦, 王福兴, 王燕青, 赵婷婷, 高春颖, 胡祥恩. (2020). 瞳孔是心灵的窗口吗? ——瞳孔在心理学研究中的应用及测量. *心理科学进展, 28*(7), 1029-1041.

姚树霞, 杨东, 齐森青, 雷燕, Ding C. (2012). 视觉空间注意研究中的N2pc成分述评. *心理科学进展, 20*(3), 365-375.

姚树霞. (2013). *价值联接能够改变"愤怒优势效应": 来自行为和ERP的证据*. 博士学位论文, 西南大学.

张禹, 罗禹, 赵守盈, 陈维, 李红. (2014). 对威胁刺激的注意偏向: 注意定向加速还是注意解除困难? *心理科学进展, 22*(7), 1129-1138.

张智君, 唐溢, 张序堃, 张振昊. (2015). 动态和静态注视线索对注意转移的影响: 运动线索的作用. *应用心理学, 21*(3), 195-202.

周波, 周东, 肖军, 鄢波. (2009). 5·12汶川大地震灾民创伤后应激障碍的特点分析. *实用医院临床杂志, 6*(1), 32-34.

Adenauer, H., Pinösch, S., Catani, C., Gola, H., Keil, J., Kissler, J., & Neuner, F. (2010). Early processing of threat cues in posttraumatic stress disorder-evidence for a cortical vigilance-avoidance reaction. *Biological Psychiatry, 68,* 451-458.

参考文献

Algom, D., Chajut, E., & Lev, S. (2004). A rational look at the emotional Stroop phenomenon: A generic slowdown, not a Stroop effect. *Journal of Experimental Psychology: General, 133*(3), 323-338.

Amdur, R. L., Larsen, R., & Liberzon, I. (2000). Emotional processing in combat-related posttraumatic stress disorder: A comparison with traumatized and normal controls. *Journal of Anxiety Disorders, 14*, 219-238.

American Psychiatric Association. (2013). *Diagnostic and Statistical Manual of Mental Disorders* (5th ed.). Washington: APA.

Amir, N., Elias, J., Klumpp, H., & Przeworski, A. (2003). Attentional bias to threat in social phobia: Facilitated processing of threat or difficulty disengaging attention from threat? *Behaviour Research & Therapy, 41*(11), 1325-1335.

Anderson, B. A. (2013). A value-driven mechanism of attentional selection. *Journal of Vision, 13*(3), 1-16.

Anderson, B. A. (2014). Value-driven attentional priority is context specific. *Psychonomic Bulletin & Review, 22*, 750-756.

Anderson, B. A. (2015). Social reward shapes attentional biases. *Cognitive Neuroscience*, (717), 1-7.

Anderson, B. A. (2016a). Counterintuitive effects of negative social feedback on attention. *Cognition and Emotion, 31*(3), 590-597.

Anderson, B. A. (2016b). Value-driven attentional capture in the auditory domain. *Attention, Perception, & Psychophysics, 78*, 242-250.

Anderson, B. A, Faulkner, M. L., Rilee, J. J., Yantis, S., & Marvel, C. L. (2013). Attentional bias for nondrug reward is magnified in addiction. *Experimental and Clinical Psychopharmacology, 21*(6), 499-506.

Anderson, B. A., & Yantis, S. (2012). Value-driven attentional and oculomotor capture during goal-directed, unconstrained viewing. *Attention, Perception, & Psychophysics, 74*, 1644-1653.

Anderson, B. A., & Yantis, S. (2013). Persistence of value-driven attentional capture. *Journal of Experimental Psychology: Human Perception and Performance, 39*(1), 6-9.

Anderson, B. A., Chiu, M., DiBartolo, M. M., & Leal, S. L. (2017). On the distinction between value-driven attention and selection history: Evidence from individuals with depressive symptoms. *Psychonomic Bulletin & Review, 24*(5), 1-7

Anderson, B. A., Laurent, P. A., & Yantis, S. (2011a). Learned value magnifies salience-based attentional capture. *PLoS ONE, 6*(11), e27926.

Anderson, B. A., Laurent, P. A., & Yantis, S. (2011b). Value-driven attentional capture. *Proceedings of the National Academy of Sciences, 108*(25), 10367-10371.

Anderson, B. A., Laurent, P. A., & Yantis, S. (2012). Generalization of value-based attentional priority. *Visual Cognition, 20*(6), 37-41.

Anderson, B. A., Laurent, P. A., & Yantis, S. (2014a). Value-driven attentional priority signals in human basal ganglia and visual cortex. *Brain Research, 1587*, 88-96.

Anderson, B. A., Leal, S. L., Hall, M. G., Yassa, M. A., & Yantis, S. (2014b). The attribution of value-based attentional priority in individuals with depressive symptoms. *Cognitive Affective & Behavioral Neuroscience, 14*(4), 1221-1227.

Armengol, C. G., & Cavanaugh-Sawan, A. (2003). Differential performance of Post-traumatic Stress Disorder (PTSD), Attention Deficit Hyperactivity Disorder (ADHD), and a non-clinical control group on tests of attention and inhibition. *Revista Espaola De Neuropsicología, 5*(1), 65-79.

Armour, C. (2015). The underlying dimensionality of PTSD in the diagnostic and statistical manual of mental disorders: Where are we going? *European Journal of Psychotraumatology, 6*, 28074.

Armour, C., Contractor, A., Shea, T., Elhai, J. D., & Pietrzak, R. H. (2016a). Factor structure of the PTSD Checklist for DSM-5: Relationships among symptom clusters, anger, and impulsivity. *Journal of Nervous and Mental Disease, 204*, 108-115.

Armour, C., Elhai, J. D., Richardson, D., Ractliffe, K., Wang, L., & Elklit, A. (2012). Assessing a five factor model of PTSD: Is dysphoric arousal a unique PTSD construct showing differential relationships with anxiety and depression? *Journal of Anxiety Disorders, 26*, 368-376.

Armour, C., Műllerová, J., & Elhai, J. D. (2016b). A systematic literature review of PTSD's latent structure in the Diagnostic and Statistical Manual of Mental Disorders: DSM-IV to DSM-5. *Clinical Psychology Review, 44*, 60-74.

Armour, C., Tsai, J., Durham, T. A., Charak, R., Biehn, T. L., Elhai, J. D., Pietrzak, R. H. (2015). Dimensional structure of DSM-5 posttraumatic stress symptoms: Support for a hybrid anhedonia and externalizing behaviors model. *Journal of Psychiatric Research, 61,* 106-113.

Armstrong, T., & Olatunji, B. O. (2012). Eye tracking of attention in the affective disorders: A meta-analytic review and synthesis. *Clinical Psychology Review, 32*(8), 704-723.

Armstrong, T., Bilsky, S. A., Zhao, M., & Olatunji, B. O. (2013). Dwelling on potential threat cues: An eye movement marker for combat-related PTSD. *Depression and Anxiety, 30*(5), 497-502.

Armstrong, T., Olatunji, B. O., Sarawgi, S., & Simmons, C. (2010). Orienting and maintenance of gaze in contamination fear: Biases for disgust and fear cues. *Behaviour Research & Therapy, 48*(5), 402-408.

Ashbaugh, A. R., Houle-Johnson, S., Herbert, C., El-Hage, W., & Brunet, A. (2016). Psychometric validation of the English and French versions of the posttraumatic stress disorder checklist for DSM-5 (PCL-5). *PLoS One, 11*, e0161645.

Ashley, V., Honzel, N., Larsen, J., Justus, T., & Swick, D. (2013). Attentional bias for trauma-related words: Exaggerated emotional Stroop effect in Afghanistan and Iraq war veterans with PTSD. *BMC Psychiatry, 13,* 86.

Attias, J., Bleich, A., & Gilat, S. (1996). Classification of veterans with post-traumatic stress disorder using visual brain evoked P3s to traumatic stimuli. *British Journal of Psychiatry,*

168(1), 110-115.

Aupperle, R. L., Melrose, A. J., Stein, M. B., & Paulus, M. P. (2012). Executive function and PTSD: Disengaging from trauma. *Neuropharmacology, 62*(2), 686-694.

Awh, E., Belopolsky, A. V., & Theeuwes, J. (2012). Top-down versus bottom-up attentional control: A failed theoretical dichotomy. *Trends in Cognitive Sciences, 16*(8), 437-443.

Aysel, E., & Kathryn, L. B. (2009). Over-time changes in PTSD and depression among children surviving the 1999 Istanbul earthquake. *European Child & Adolescent Psychiatry, 18*(6), 384-391.

Bardeen, J. R., & Daniel, T. A. (2017). A longitudinal examination of the role of attentional control in the relationship between posttraumatic stress and threat-related attentional bias: An eye-tracking study. *Behaviour Research and Therapy, 99*, 67-77.

Bardeen, J. R., Tull, M. T., Daniel, T. A., Evenden, J., & Stevens, E. N. (2016). A preliminary investigation of the time course of attention bias variability in posttraumatic stress disorder: The moderating role of attentional control. *Behaviour Change, 33*(2), 94-111.

Bar-Haim, Y., Lamy, D., Pergamin, L., Bakermans-Kranenburg, M. J., & van Ijzendoorn. M. H. (2007). Threat-related attentional bias in anxious and nonanxious individuals: A meta-analytic study. *Psychological Bulletin, 133*(1), 1-24.

Beck, A. T., & Clark, D. A. (1997). An information processing model of anxiety: Automatic and strategic processes. *Behaviour Research & Therapy, 35*(1), 49-58.

Beck, J. G., Freeman, J. B., Shipherd, J. C., Hamblen, J. L., & Lackner, J. M. (2001). Specificity of Stroop interference in patients with pain and PTSD. *Journal of Abnormal Psychology, 110*(4), 536-543.

Beers, S. R., & de Bellis, M. (2002). Neuropsychological function in children with maltreatment-related posttraumatic stress disorder. *The American Journal of Psychiatry, 159*(3), 483-486.

Bellis, D., Keshavan, M. S., Shifflett, H., Iyengar, S., Beers, S. R., Hall, J., & Moritz, G. (2002). Brain structures in pediatric maltreatment-related posttraumatic stress disorder: A sociodemographically matched study. *Biological Psychiatry, 52*(11), 1066-1078.

Berridge, K. C., Robinson, T. E., & Aldridge, J. W. (2009). Dissecting components of reward: 'Liking', 'wanting', and learning. *Current Opinion in Pharmacology, 9*(1), 65-73.

Blevins, C. A., Weathers, F. W., Davis, M. T., Witte, T. K., & Domino, J. L. (2015). The posttraumatic stress disorder checklist for DSM-5 (PCL-5): Development and initial psychometric evaluation. *Journal of Traumatic Stress, 28*, 489-498.

Bovin, M. J., Marx, B. P., Weathers, F. W., Gallagher, M. W., Rodriguez, P., Schnurr, P. P., Keane, T. M. (2016). Psychometric properties of the PTSD checklist for diagnostic and statistical manual of mental disorders-fifth edition (PCL-5) in veterans. *Psychological Assessment, 28*, 1379-1391.

Bower, G. H. (1981). Mood and memory. *American Psychologist, 36*(2), 129-148.

Bradley, B. P., Mogg, K., & Millar, N. H. (2000). Covert and overt orienting of attention to emotional faces in anxiety. *Cognition and Emotion, 14,* 789-808.

Bradley, B. P., Mogg, K., Falla, S. J., & Hamilton, L. R. (1998). Attentional bias for threatening facial expressions in anxiety: Manipulations of stimulus duration. *Cognition and Emotion, 12,* 737-753.

Bremner, J. D., Vermetten, E., Afzal, N., & Vythilingam, M. (2004). Deficits in verbal declarative memory function in women with childhood sexual abuse-related posttraumatic stress disorder. *The Journal of Nervous and Mental Disease, 192*(10), 643-649.

Bremner, J. D., Vermetten, E., Schmahl, C., Vaccarino, V., Vythilingam, M., Afzal, N., Grillon, C., & Charney, D. S. (2005). Positron emission tomographic imaging of neural correlates of a fear acquisition and extinction paradigm in women with childhood sexual-abuse-related post-traumatic stress disorder. *Psychological Medicine, 35*(6), 791-806.

Brisson, B., & Jolicoeur, P. (2007). Cross-modal multitasking processing deficits prior to the central bottleneck revealed by event-related potentials. *Neuropsychologia, 45*(13), 3038-3053.

Bryant, R. A., & Harvey, A. G. (1995). Processing threatening information in posttraumatic stress disorder. *Journal of Abnormal Psychology, 104*(3), 537-541.

Bryant, R. A., Harvey, A. G., Gordon, E., & Barry, R. J. (1995). Eye movement and electrodermal responses to threat stimuli in post-traumatic stress disorder. International *Journal of Psychophysiology, 20*(3), 209-213.

Bucker, B., & Theeuwes, J. (2014). The effect of reward on orienting and reorienting in exogenous cuing. *Cognitive, Affective, & Behavioral Neuroscience, 14*(2), 635-646.

Bucker, B., & Theeuwes, J. (2017). Pavlovian reward learning underlies value driven attentional capture. *Attention, Perception & Psychophysics, 79*(2), 415-428.

Bucker, B., Belopolsky, A. V., & Theeuwes, J. (2015). Distractors that signal reward attract the eyes. *Visual Cognition, 23*(1/2), 1-24.

Buckley, T. C., Blanchard, E. B., & Neill, W. T. (2000). Information processing and PTSD: A review of the empirical literature. *Clinical Psychology Review, 20*(8), 1041-1065.

Bush, G. (2010). Attention-deficit/hyperactivity disorder and attention networks. *Neuropsychopharmacology, 35,* 278-300.

Camara, E., Manohar, S., & Husain, M. (2013). Past rewards capture spatial attention and action choices. *Experimental Brain Research, 230*(3), 291-300.

Cao, C., Wang, L., Cao, X., Dong, C., Liu, P., Luo, S., Cui, H., Yang, J., & Zhang, J. (2017a). Support for the association between RORA gene polymorphisms and the DSM-5 posttraumatic stress disorder symptoms in male earthquake survivors in China. *Asian Journal of Psychiatry, 25,* 138-141.

Cao, X., Wang, L., Cao, C., Zhang, J., & Elhai, J. D. (2017b). DSM-5 posttraumatic stress disorder symptom structure in disaster-exposed adolescents: Stability across gender and relation to behavioral problems. *Journal of Abnormal Child Psychology, 45,* 803-814.

Carlson, J. M., Fee, A. L., & Reinke, K. S. (2009). Backward masked snakes and guns modulate spatial attention. *Evolutionary Psychology, 7*(4), 534-544.

Carmassi, C., Akiskal, H.S., Bessonov, D., Massimetti, G., Calderani, E., Stratta, P., Rossi, A., Dell'Osso, L. (2014). Gender differences in DSM-5 versus DSM-IV-TR PTSD prevalence and criteria comparison among 512 survivors to the L'Aquila earthquake. *Journal of Affective Disorder, 160*, 55-61.

Carragher, N., Sunderland, M., Batterham, P. J., Calear, A. L., Elhai, J. D., Chapman, C., et al. (2016). Discriminant validity and gender differences in DSM-5 posttraumatic stress disorder symptoms. *Journal of Affective Disorders, 190*, 56-67.

Carver, C. S. (2001). Affect and the functional bases of behavior: On the dimensional structure of affective experience. *Personality & Social Psychology Review, 5*(4), 345-356.

Casada, J. H., & Roache, J. D. (2005). Behavioral inhibition and activation in posttraumatic stress disorder. *Journal of Nervous & Mental Disease, 193*(2), 102-109.

Cascardi, M., Armstrong, D., Chung, L., & Paré, D. (2015). Pupil response to threat in trauma-exposed individuals with or without PTSD. *Journal of Traumatic Stress, 28*(4), 370-374.

Cassiday, K. L., Mcnally, R. J., & Zeitlin, S. B. (1992). Cognitive processing of trauma cues in rape victims with post-traumatic stress disorder. *Cognitive Therapy & Research, 16*(3), 283-295.

Castro-Vale, I., van Rossum, E. F. C., Machado, J. C., Mota-Cardoso, R., & Carvalho, D. (2016). Genetics of glucocorticoid regulation and posttraumatic stress disorder—What do we know? *Neuroscience & Biobehavioral Reviews, 63*, 143-157.

Chelazzi, L., Perlato, A., Santandrea, E., & Libera, C. D. (2013). Rewards teach visual selective attention. *Vision Research, 85*, 58-72.

Chen, C. H., Tan, H. K., Liao, L. R., Chen, H. H., Chan, C. C., Cheng, J. J., Chen, C. Y., Wang, T. N., Lu, M. L. (2007). Long-term psychological outcome of 1999 Taiwan earthquake survivors: A survey of a high-risk sample with property damage. *Comprehensive Psychiatry, 48*(3), 269-275.

Cheung, G. W., & Rensvold, R. B. (2002). Evaluating goodness-of-fit Indexes for testing measurement invariance. *Structural Equation Modeling, 9*, 233-255.

Cisler, J. M., & Koster, E. H. W. (2010). Mechanisms of attentional biases towards threat in the anxiety disorders: An integrative review. *Clinical Psychology Review, 30*(2), 203-216.

Cisler, J. M., Bacon, A. K., & Williams, N. L. (2009). Phenomenological characteristics of attentional biases towards threat: A critical review. *Cognitive Therapy & Research, 33*(2), 221-234.

Clarke, P. J. F., Macleod, C., & Guastella, A. J. (2013). Assessing the role of spatial engagement and disengagement of attention in anxiety-linked attentional bias: A critique of current paradigms and suggestions for future research directions. *Anxiety Stress & Coping, 26*(1), 1-19.

Cole, D. A., Ciesla, J. A., & Steiger, J. H. (2007). The insidious effects of failing to include design-driven correlated residuals in latent-variable covariance structure analysis. *Psychological

Methods, 12, 381-398.

Contractor, A. A., Elhai, J. D., Ractliffe, K. C., & Forbes, D. (2013). PTSD's underlying symptom dimensions and relations with behavioral inhibition and activation. *Journal of Anxiety Disorder, 27*, 645-651.

Cooper, R. M., & Langton, S. R. H. (2006). Attentional bias to angry faces using the dot-probe task? It depends when you look for it. *Behaviour Research and Therapy, 44*, 1321-1329.

Cuthbert, B. N. (2014). The RDoC framework: Facilitating transition from ICD/DSM to dimensional approaches that integrate neuroscience and psychopathology. *World Psychiatry, 13*, 28-35.

Cuthbert, B. N., & Kozak, M. J. (2013). Constructing constructs for psychopathology: The NIMH research domain criteria. *Journal of Abnormal Psychology, 122*, 928-937.

Dai, W., Chen, L., Lai, Z., Li, Y., Wang, J., & Liu, A. (2016). The incidence of post-traumatic stress disorder among survivors after earthquakes: A systematic review and meta-analysis. *BMC Psychiatry, 16*(1), 188.

Dalgleish, T., Moradi, A. R., Taghavi, M. R., Neshatdoost, H. T., & Yule, W. (2001). An experimental investigation of hypervigilance for threat in children and adolescents with post-traumatic stress disorder. *Psychological Medicine, 31*(3), 541-547.

Danckwerts, A., & Leathem, J. (2003). Questioning the link between PTSD and cognitive dysfunction. *Neuropsychology Review, 13*(4), 221-235.

Dandeneau, S. D., & Baldwin, M. W. (2009). The buffering effects of rejection-inhibiting attentional training on social and performance threat among adult students. *Contemporary Educational Psychology, 34*(1), 42-50.

De, R. C., & Brosschot, J. F. (1994). The emotional Stroop interference effect in anxiety: Attentional bias or cognitive avoidance? *Behaviour Research & Therapy, 32*(3), 315-319.

Depierro, J., D'Andrea, W., & Pole, N. (2013). Attention biases in female survivors of chronic interpersonal violence: Relationship to trauma-related symptoms and physiology. *European Journal of Psychotraumatology, 4*(1), 19135.

Deprince, A. P., & Chu, A. (2008). Perceived benefits in trauma research: Examining methodological and individual difference factors in responses to research participation. *Journal of Empirical Research on Human Research Ethics Jerhre, 3*(1), 35-47.

Der-Avakian, A., & Markou, A. (2012). The neurobiology of anhedonia and other reward-related deficits. *Trends in Neurosciences, 35*(1), 68-77.

Devineni, T., Blanchard, E. B., Hickling, E. J., & Buckley, T. C. (2004). Effect of psychological treatment on cognitive bias in motor vehicle accident-related posttraumatic stress disorder. *Journal of Anxiety Disorders, 18*(2), 211-231.

Ehlers, A., & Clark, D. M. (2000). A cognitive model of posttraumatic stress disorder. *Behaviour Research & Therapy, 38*(4), 319-345.

Ehlers, C. L., Hurst, S., Phillips, E., Gilder, D. A., Dixon, M., Gross, A., Lau, P., & Yehuda, R.

(2006). Electrophy-siological responses to affective stimuli in American Indians experiencing trauma with and without PTSD. *Annals of the New York Academy of Sciences, 1071*(1), 125-136.

Eimer, M. (1996). The N2pc component as an indicator of attentional selectivity. *Electroencephalography and Clinical Neurophysiology, 99*, 225-234.

Eimer, M., & Kiss, M. (2007). Attentional capture by task-irrelevant fearful faces is revealed by the N2pc component. *Biological Psychology, 74*(1), 108-112.

Eldar, S., Ricon, T., & Bar-Haim, Y. (2008). Plasticity in attention: Implications for stress response in children. *Behaviour Research & Therapy, 46*(4), 450-461.

Elhai, J. D., & Palmieri, P. A. (2011). The factor structure of posttraumatic stress disorder: A literature update, critique of methodology, and agenda for future research. *Journal of Anxiety Disorders, 25*, 849-854.

Elhai, J. D., Biehn, T. L., Armour, C., Klopper, J. J., Frueh, B. C., & Palmieri, P. A. (2011). Evidence for a unique PTSD construct represented by PTSD's D1-D3 symptoms. *Journal of Anxiety Disorders, 25*, 340-345.

Elhai, J. D., Grubaugh, A. L., Kashdan, T. B., & Frueh, B. C. (2008). Empirical examination of a proposed refinement to DSM-IV posttraumatic stress disorder symptom criteria using the National Comorbidity Survey Replication data. *Journal of Clinical Psychiatry, 69*, 597-602.

Elman, I., Ariely, D., Mazar, N., Aharon, I., Lasko, N. B., Macklin, M. L., Orr, S. P., Lukas, S. E., & Pitman, R. K. (2005). Probing reward function in post-traumatic stress disorder with beautiful facial images. *Psychiatry Research, 135*, 179-183.

Eren-Kocak, E., Kilic, C., Aydin, I., & Hizli, F. G. (2009). Memory and prefrontal functions in earthquake survivors: Differences between current and past post-traumatic stress disorder patients. *Acta Psychiatrica Scandinavica, 119*(1), 35-44.

Eysenck, M. W. (1992). *Anxiety: The Cognitive Perspective*. Hove: Erlbaum.

Eysenck, M. W., & Derakshan, N. (2011). New perspectives in attentional control theory. *Personality and Individual Differences, 50*(7), 955-960.

Failing, M., & Theeuwes, J. (2014). Exogenous visual orienting by reward. *Journal of Vision, 14*(5), 1-9.

Failing, M., & Theeuwes, J. (2017). Don't let it distract you: How information about the availability of reward affects attentional selection. *Attention, Perception, & Psychophysics, 79*(8), 2275-2298

Failing, M., & Theeuwes, J. (2018). Selection history: How reward modulates selectivity of visual attention. *Psychonomic Bulletin & Review, 25*(2), 514-538.

Failing, M., Nissens, T., Pearson, D., Le Pelley, M., & Theeuwes, J. (2015). Oculomotor capture by stimuli that signal the availability of reward. *Journal of Neurophysiology, 114*(4), 2316-2327.

Fani, N., Bradley-Davino, B., Ressler, K. J., & McClure-Tone, E. B. (2011). Attention bias in adult survivors of childhood maltreatment with and without posttraumatic stress disorder. *Cognitive*

Therapy and Research, 35(1), 57-67.

Fani, N., Jovanovic, T., Ely, T. D., Bradley, B., Gutman, D., Tone, E. B., & Ressler, K. J. (2012). Neural correlates of attention bias to threat in post-traumatic stress disorder. *Biological Psychology, 90*(2), 134-142.

Fazio, R. H., Roskos-Ewoldsen, D. R., & Powell, M. C. (1994). Attitudes, perception, and attention. *Hearts Eye*, 197-216.

Felmingham, K. L., Bryant, R. A., & Gordon, E. (2003). Processing angry and neutral faces in post-traumatic stress disorder: An event-related potentials study. *Neuroreport, 14*(5), 777-780.

Felmingham, K. L., Rennie, C., Manor, B., & Bryant, R. A. (2011). Eye tracking and physiological reactivity to threatening stimuli in posttraumatic stress disorder. *Journal of Anxiety Disorders, 25*(5), 668-673.

Field, M., & Cox, W. M. (2008). Attentional bias in addictive behaviors: A review of its development, causes, and consequences. *Drug Alcohol Depend, 97*, 1-20.

Fiske, S. T., & Taylor, S. E. (1991). *Social Cognition* (2nd ed.). New York: McGraw-Hill.

Forgas, J. P. (1995). Mood and judgment: The affect infusion model (aim). *Psychological Bulletin, 117*(1), 39-66.

Foti, D., & Hajcak, G. (2009). Depression and reduced sensitivity to non-rewards versus rewards: Evidence from event-related potentials. *Biological Psychology, 81*, 1-8.

Fox, E., Lester, V., Russo, R., Bowles, R. J., Pichler, A., & Dutton, K. (2000). Facial expressions of emotion: Are angry faces detected more efficiently? *Cognition and Emotion, 14*, 61-92.

Fox, E., Russo, R., & Dutton, K. (2002). Attentional bias for threat: Evidence for delayed disengagement from emotional faces. *Cognition & Emotion, 16*(3), 355-379.

Fox, E., Russo, R., Bowles, R., & Dutton, K. (2001). Do threatening stimuli draw or hold visual attention in subclinical anxiety? *Journal of Experimental Psychology: General, 130*(4), 681-700.

Frankfurt, S. B., Armour, C., Contractor, A. A., & Elhai, J. D. (2016). Do gender and directness of trauma exposure moderate PTSD's latent structure? *Psychiatry Research, 245*, 365-370.

Franklin, C. L., & Zimmerman, M. (2001). Posttraumatic stress disorder and major depressive disorder: Investigating the role of overlapping symptoms in diagnostic comorbidity. *Journal of Nervous and Mental Disease, 189*, 548-551.

Fredrickson, B. L. (2004). The broaden-and-build theory of positive emotions. *Philosophical transactions of the Royal Society of London. Series B, Biological Sciences, 359*(1449), 1367-1378.

Freeman, J. B., & Beck, J. G. (2000). Cognitive interference for trauma cues in sexually abused adolescent girls with posttraumatic stress disorder. *Journal of Clinical Child Psychology, 29*(2), 245-256.

Frewen, P. A., & Dozois, D. J. A., Neufeld, R. W. J., Densmore, M. S. (2010). Social emotions and emotional valence during imagery in women with PTSD: Affective and neural correlates.

Psychological Trauma Theory Research Practice & Policy, 2(2), 145-157.

Friedman, M. J. (2013). Finalizing PTSD in DSM-5: Getting here from there and where to go next. *Journal of Traumatic Stress, 26*, 548-556.

Gilboa-Schechtman, E., Ben-Artzi, E., Jeczemien, P., Marom, S., & Hermesh, H. (2004). Depression impairs the ability to ignore the emotional aspects of facial expressions: Evidence from the garner task. *Cognition & Emotion, 18*(2), 209-231.

Gindt, M., Nachon, O., Chanquoy, L., Faure, S., & Garcia, R. (2017). Attentional bias in post-traumatic stress symptoms or anxiety. *European Journal of Trauma and Dissociation, 1*(3), 159-164.

Girelli, M., & Luck, S. J. (1997). Are the same attentional mechanisms used to detect visual search targets defined by color, orientation, and motion. *Journal of Cognitive Neuroscience, 9*(2), 238-253.

Hajcak, G., Macnamara, A., & Olvet, D. M. (2010). Event-related potentials, emotion, and emotion regulation: An integrative review. *Developmental Neuropsychology, 35*(2), 129-155.

Halberstadt, J.A., & Niedenthal, P. M. (2001). Effects of emotion concepts on perceptual memory for emotional expressions. *Journal of Personality and Social Psychology, 81*, 587-598.

Harvey, A. G., Bryant, R. A., & Rapee, R. M. (1996). Preconscious processing of threat in posttraumatic stress disorder. *Cognitive Therapy and Research, 20*(6), 613-623.

Hassija, C. M., Jakupcak, M., & Gray, M. J. (2012). Numbing and dysphoria symptoms of posttraumatic stress disorder among Iraq and Afghanistan War veterans: A review of findings and implications for treatment. *Behavior Modification, 36*, 834-856.

Hayes, J. P., Hayes, S. M., & Mikedis, A. M. (2012). Quantitative meta-analysis of neural activity in posttraumatic stress disorder. *Biology of Mood & Anxiety Disorders, 2*, 9.

Hayes, J. P., Vanelzakker, M. B., & Shin, L. M. (2012). Emotion and cognition interactions in PTSD: A review of neurocognitive and neuroimaging studies. *Frontiers in Integrative Neuroscience, 6*, 89.

Helpman, L., Rachamim, L., Aderka, I. M., Gabai-Daie, A., Schindel-Allon, I., & Gilboa-Schechtman, E. (2015). Posttraumatic symptom structure across age groups. *Journal of Clinical Child & Adolescent Psychology, 44*, 630-639.

Hermans, D., Vansteenwegen, D., & Eelen, P. (1999). Eye movement registration as a continuous index of attention deployment: Data from a group of spider anxious students. *Cognition and Emotion, 13*(4), 419-434.

Herzog, J. I., Niedtfeld, I., Rausch, S., Thome, J., Mueller-Engelmann, M., Steil, R., et al. (2017). Increased recruitment of cognitive control in the presence of traumatic stimuli in complex PTSD. *European Archives of Psychiatry and Clinical Neuroscience, 269*(2), 147-159.

Hickey, C., Chelazzi, L., & Theeuwes, J. (2010a). Reward changes salience in human vision via the anterior cingulate. *Journal of Neuroscience, 30*(33), 11096-11103.

Hickey, C., Chelazzi, L., & Theeuwes, J. (2010b). Reward guides vision when it's your thing: Trait reward-seeking in reward-mediated visual priming. *PLoS One, 5,* e14087.

Hickey, C., Di Lollo, V., & McDonald, J. J. (2009). Electrophysiological indices of target and distractor processing in visual search. *Journal of Cognitive Neuroscience, 21,* 760-775.

Hindash, A. H. C., Lujan, C., Howard, M., & O'Donovan, A. (2019). Gender differences in threat biases: Trauma type matters in posttraumatic stress disorder. *Journal of Traumatic Stress, 32*(5), 701-711.

Hu, L., & Bentler, P. M. (1998). Fit indices in covariance structure modeling: Sensitivity to underparameterized model misspecification. *Psychological Methods, 3,* 424-453.

Iacoviello, B. M., Wu, G., Abend, R., Murrough, J. W., Feder, A., Fruchter, E., Levinstein, Y., Wald, I., Bailey, C. R., Pine D. S., Neumeister, A., Bar-Haim, Y., & Charney D. S. (2014). Attention bias variability and symptoms of posttraumatic stress disorder. *Journal of Traumatic Stress, 27*(2), 232-239.

In-Albon, T., & Schneider, S. (2010). Using eye tracking methodology in children with anxiety disorders. In Hadwin, J. A. & Field, A. P. (Eds). *Information Processing Biases and Anxiety: A Developmental Perspective* (pp. 129-149). West Sussex: John Wiley & Sons Ltd.

Javanbakht, A., Liberzon, I., Amirsadri, A., Gjini, K., & Boutros, N. N. (2011). Event-related potential studies of post-traumatic stress disorder: A critical review and synthesis. *Biology of Mood & Anxiety Disorders, 1*(1), 5.

Jiang, Q., Hong, L., Zhang, Q. L., Huang, L. H., Guo, Y. Q., Shen, T., Ting, W., & Tao, W. D. (2009). Electrophysiological evidence of personal experiences in the great Sichuan earthquake impacting on selective attention. *Science in China, 52*(7), 683-690.

Jiang, Y. V., Li, Z. S, & Sisk, C. A. (2018). Experience-guided attention: Uniform and implicit. *Attention Perception & Psychophysics, 80*(8), 1647-1653.

Jiao, J., Du, F., He, X. S, & Zhang, K. (2015). Social comparison modulates reward-driven attentional capture. *Psychonomic Bulletin & Review, 22*(5), 1278-1284.

John, P. B., Russell, S., & Russell, P. S. (2007). The prevalence of posttraumatic stress disorder among children and adolescents affected by tsunami disaster in Tamil Nadu. *Disaster Management & Response, 5*(1), 3-7.

Joormann, J. (2004). Attentional bias in dysphoria: The role of inhibitory processes. *Cognition and Emotion, 18*(1), 125-147.

Jovanovic, T., Kazama, A., Bachevalier, J., & Davis, M. (2012). Impaired safety signal learning may be a biomarker of PTSD. *Neuropharmacology, 62*(2), 695-704.

Joyal, M., Wensing, T., Levasseur-Moreau, J., Leblond, J., T. Sack, A., & Fecteau, S. (2019). Characterizing emotional Stroop interference in posttraumatic stress disorder, major depression and anxiety disorders: A systematic review and meta-analysis. *PLoS ONE, 14*(4), e0214998.

Kalebasi, N., Kuelen, E., Schnyder, U., Schumacher, S., Mueller-Pfeiffer, C., & Wilhelm, F. H., Athilingam, J., Moergeli, H., & Martin-Soelch, C. (2015). Blunted responses to reward in remitted post-traumatic stress disorder. *Brain & Behavior, 5*(8), 1-9.

Kanske, P., Plitschka, J., & Kotz, S. A. (2011). Attentional orienting towards emotion: P2 and N400 ERP effects. *Neuropsychologia, 49*(11), 3121-3129.

Keane, T. M., Rubin, A., Lachowicz, M., Brief, D., Enggasser, J. L., Roy, M., Hermos, J., Helmuth, E., & Rosenbloom, D. (2014). Temporal stability of DSM-5 posttraumatic stress disorder criteria in a problem-drinking sample. *Psychological Assessment, 26*, 1138-1145.

Kelley, L. P., Weathers, F. W., McDevitt-Murphy, M. E., Eakin, D. E., & Flood, A. M. (2009). A comparison of PTSD symptom patterns in three types of civilian trauma. *Journal of Traumatic Stress, 22*, 227-235.

Kellough, J. L., Beevers, C. G., Ellis, A. J., & Wells, T. T. (2008). Time course of selective attention in clinically depressed young adults: An eye tracking study. *Behaviour Research & Therapy, 46*(11), 1238-1243.

Killgore, W. D., Britton, J. C., Schwab, Z. J., Price, L. M., Weiner, M. R., Gold, A. L., Rosso, I. M., Simon, N. M., Pollack, M. H., & Rauch, S. L. (2014). Cortico-limbic responses to masked affective faces across PTSD, panic disorder, and specific phobia. *Depression and Anxiety, 31*(2), 150-159.

Kimble, M. O., Fleming, K., Bandy, C., Kim, J., & Zambetti, A. (2010). Eye tracking and visual attention to threating stimuli in veterans of the Iraq war. *Journal of Anxiety Disorders, 24*(3), 293-299.

King, D. W., Leskin, G. A., King, L. A., & Weathers, F. W. (1998). Confirmatory factor analysis of the clinician-administered PTSD Scale: Evidence for the dimensionality of posttraumatic stress disorder. *Psychological Assessment, 10*, 90-96.

Kiss, M., Driver, J., & Eimer, M. (2009). Reward priority of visual target singletons modulates event-related potential signatures of attentional selection. *Psychological Science, 20*(2), 245-251.

Kline, R. B. (2011). *Principles and Practice of structural Equation Modeling* (3rd Ed.). New York: The Guilford Press.

Koenen, K. C., Ratanatharathorn, A., Ng, L., Mclaughlin, K. A., Bromet, E. J., Stein, D. J., ..., Kessler, R. C. (2017). Posttraumatic stress disorder in the world mental health surveys. *Psychological Medicine, 47*(13), 2260-2274.

Koster, E. H. W., Crombez, G., Verschuere, B., & Houwer, J. D. (2004). Selective attention to threat in the dot probe paradigm: Differentiating vigilance and difficulty to disengage. *Behaviour Research & Therapy, 42*(10), 1183-1092.

Koster, E. H. W., Crombez, G., Verschuere, B., Damme, S. V., & Wiersema, J. R. (2006). Components of attentional bias to threat in high trait anxiety: Facilitated engagement, impaired disengagement, and attentional avoidance. *Behaviour Research & Therapy, 44*(12), 1757-1771.

Kounios, J., Litz, B., Kaloupek, D., Riggs, D., Knight, J., Weathers, F., & Keane, T. (1997).

Electrophysiology of combat-related PTSD. *Annals of the New York Academy of Sciences, 821*(1), 504-507.

Krause, E. D., Kaltman, S., Goodman, L. A., & Dutton, M. A. (2007). Longitudinal factor structure of posttraumatic stress symptoms related to intimate partner violence. *Psychological Assessment, 19*, 165-175.

Kyllingsbaek, S., Schneider, W. X., & Bundesen, C. (2001). Automatic attraction of attention to former targets in visual displays of letters. *Perception & Psychophysics, 63*, 85-98.

La Greca, A. M., Silverman, W. K., Lai, B., & Jaccard, J. (2010). Hurricane-related exposure experiences and stressors, other life events, and social support: Concurrent and prospective impact on children's persistent posttraumatic stress symptoms. *Journal of Consulting & Clinical Psychology, 78*(6), 794-805.

Lai, T. J., Chang, C. M., Connor, K. M., Lee, L. C., & Davidson, J. R. T. (2004). Full and partial PTSD among earthquake survivors in rural Taiwan. *Journal of Psychiatric Research, 38*(3), 313-322.

Lamherg, L. (2001). Psychiatrists explore legacy of traumatic stress in early life. *Journal of the American Medical Association, 286*(5), 523-529.

Laurent, P. A., Hall, M. G, Anderson, B. A, & Yantis, S. (2015). Valuable orientations capture attention. *Visual Cognition, 23*(1-2), 133-146.

Lazarov, A., Abend, R., & Bar-Haim, Y. (2016). Social anxiety is related to increased dwell time on socially threatening faces. *Journal of Affective Disorders, 193*, 282-288.

Lazarov, A., Suarez-Jimenez, B., Tamman, A., Falzon, L., Zhu, X., Edmondson, D. E., & Neria, Y. (2019). Attention to threat in posttraumatic stress disorder as indexed by eye-tracking indices: A systematic review. *Psychological Medicine, 49*(5), 705-726.

Le Pelley, M. E., Pearson, D., Griffiths, O., & Beesley, T. (2015). When goals conflict with values: Counterproductive attentional and oculomotor capture by reward-related stimuli. *Journal of Experimental Psychology: General, 144*(1), 158-171.

LeDoux, J. E. (1996). The emotional brain: The mysterious underpinnings of emotional life. *Quarterly Review of Biology, 43*(4), 91-95.

Lee, J. H., & Lee, J. H. (2012). Attentional bias to violent images in survivors of dating violence. *Cognition and Emotion, 26*(6), 1124-1133.

Lee, J. H., & Lee, J. H. (2014). Attentional bias towards emotional facial expressions in survivors of dating violence. *Cognition and Emotion, 28*(6), 1127-1136.

Leskin, L. P., & White, P. M. (2007). Attentional networks reveal executive function deficits in posttraumatic stress disorder. *Neuropsychology, 21*(3), 275-284.

Li, T., Wang, X., Pan, J., Feng, S., Gong, M., Wu, Y., Li, G., Li, S., & Yi, L. (2017). Reward learning modulates the attentional processing of faces in children with and without autism spectrum disorder. *Autism Research: Official Journal of the International Society for Autism Research, 10*(11), 1797-1807.

Libera, C. D, & Chelazzi, L. (2006). Visual selective attention and the effects of monetary rewards. *Psychological Science, 17*(3), 222-227.

Libera, C. D, & Chelazzi, L. (2009). Learning to attend and to ignore is a matter of gains and losses. *Psychological Science, 20*(6), 778-784.

Lissek, S. (2012). Toward an account of clinical anxiety predicated on basic, neurally mapped mechanisms of Pavlovian fear-learning: The case for conditioned overgeneralization. *Depression and Anxiety, 29*(4), 257-263.

Liu, L. Y., Wang, L., Cao, C. Q, Qing, Y. L, & Armour, C. (2016). Testing the dimensional structure of DSM-5 posttraumatic stress disorder symptoms in a nonclinical traumaexposed adolescent sample. *Journal of Child Psychology and Psychiatry, 57*, 204-212.

Liu, P., Wang, L., Cao, C., Wang, R., Zhang, J., Zhang, B., Wu, Q., Zhang, H., Zhao, Z., Fan, G., & Elhai, J. D. (2014). The underlying dimensions of DSM-5 posttraumatic stress disorder symptoms in an epidemiological sample of Chinese earthquake survivors. *Journal of Anxiety Disorders, 28*(4), 345-351.

Lorenzo-López, L., Amenedo, E., & Cadaveira, F. (2008). Feature processing during visual search in normal aging: Electrophysiological evidence. *Neurobiology of Aging, 29*, 1101-1110.

Lovibond, P. F., & Lovibond, S. H. (1995). *Manual for the Depression Anxiety Stress Scales* (2nd Ed.). Sydney: Psychology Foundation.

Luciana, M., Wahlstrom, D., Porter, J. N., & Collins, P. F. (2012). Dopaminergic modulation of incentive motivation in adolescence: Age-related changes in signaling, individual differences, and implications for the development of self-regulation. *Developmental Psychology, 48*(3), 844-861.

Luck, S. J., & Hillyard, S. A. (1994). Spatial filtering during visual search: Evidence from human electrophysiology. *Journal of Experimental Psychology: Human Perception and Performance, 20*, 1000-1014.

Lyubomirsky, S., King, L., & Diener, E. (2005). The benefits of frequent positive affect: Does happiness lead to success? *Psychological Bulletin, 131*(6), 803-855.

Macleod, C. M. (1991). Half a century of research on the Stroop effect: An integrative review. *Psychological Bulletin, 109*(2), 163-203.

Macleod, C., Mathews, A., & Tata, P. (1986). Attentional bias in emotional disorders. *Journal of Abnormal Psychology, 95*(1), 15-20.

Macleod, C., Rutherford, E., Campbell, L., Ebsworthy, G., & Holker, L. (2002). Selective attention and emotional vulnerability: Assessing the causal basis of their association through the experimental manipulation of attentional bias. *Journal of Abnormal Psychology, 111*(1), 107-123.

MacNamara, A., Post, D., Kennedy, A. E., Rabinak, C. A., & Phan, K. L. (2013). Electrocortical processing of social signals of threat in combat-related post-traumatic stress disorder. *Biological Psychology, 94*, 441-449.

Markus, H. (1977). Self-schemata and processing information about the self. *Journal of Personality & Social Psychology, 35*(2), 63-78.

Mather, M., Canli, T., English, T., Whitfield, S., Wais, P., Ochsner, K., Gabrieli, J. D. E., & Carstensen, L. L. (2004). Amygdala responses to emotionally valenced stimuli in older and younger adults. *Psychological Science, 15*(4), 259-263.

Mathews, A., & Mackintosh, B. (1998). A cognitive model of selective processing in anxiety. *Cognitive Therapy and Research, 22*(6), 539-560.

Mcfarlane, A. C. (2010). The long-term costs of traumatic stress: Intertwined physical and psychological consequences. *World Psychiatry Official Journal of the World Psychiatric Association, 9*(1), 3-10.

McMillen, J. C., North, C. S., & Smith, E. M. (2000). What parts of PTSD are normal: Intrusion, avoidance, or arousal? Data from the Northridge, California, earthquake. *Journal of Traumatic Stress, 13*(1), 57-75.

Mcnally, R. J. (1998). Experimental approaches to cognitive abnormality in posttraumatic stress disorder. *Clinical Psychology Review, 18*(8), 971-982.

Mcnally, R. J., English, G. E., & Lipke, H. J. (1993). Assessment of intrusive cognition in PTSD: Use of the modified Stroop paradigm? *Journal of Traumatic Stress, 6*(1), 33-41.

Meade, A. W., Lautenschlager, G. J., & Hecht, J. E. (2005). Establishing measurement equivalence and invariance in longitudinal data with item response theory. *International Journal of Testing, 5*, 279-300.

Meis, L. A., Erbes, C. R., Kaler, M. E., Arbisi, P. A., & Polusny, M. A. (2011). The structure of PTSD among two cohorts of returning soldiers: Before, during, and following deployment to Iraq. *Journal of Abnormal Psychology, 120*, 807-818.

Meredith, W., & Teresi, J. A. (2006). An essay on measurement and factorial invariance. *Medical Care, 44*, S69-S77.

Metzger, L. J., Orr, S. P., Lasko, N. B., Mcnally, R. J., & Pitman, R. K. (1997). Seeking the source of emotional Stroop interference effects in PTSD: A study of P3s to traumatic words. *Integrative Physiological & Behavioral Science, 32*(1), 43-51.

Miltner, W., H. R., Krieschel, S., Hecht, H., Trippe, R., & Weiss, T. (2004). Eye movements and behavioral responses to threatening and nonthreatening stimuli during visual search in phobic and nonphobic subjects. *Emotion, 4*(4), 323-339.

Miranda, A. T., & Palmer, E. M. (2014). Intrinsic motivation and attentional capture from gamelike features in a visual search task. *Behavior Research Methods, 46*(1), 159-172.

Mirsky, A. F., Anthony, B. J., Duncan, C. C., Ahearn, M. B., & Kellam, S. G. (1991). Analysis of the elements of attention: A neuropsychological approach. *Neuropsychology Review, 2*(2), 109-145.

Mogg, K., & Bradley, B. P. (1998). A cognitive-motivational analysis of anxiety. *Behaviour Research & Therapy, 36*(9), 809-848.

Mogg, K., & Bradley, B. P. (2005). Attentional Bias in Generalized Anxiety Disorder versus Depressive Disorder. *Cognitive Therapy and Research, 29*(1), 29-45.

Mogg, K, & Bradley, B. P. (2016). Anxiety and attention to threat: Cognitive mechanisms and treatment with attention bias modification. *Behaviour Research and Therapy, 87*, 76-108.

Mogg, K., Bradley, B. P., de Bono. J., & Painter, M. (1997). Time course of attentional bias for threat information in non-clinical anxiety. *Behaviour Research & Therapy, 35*(4), 297-303.

Mogg, K., Mathews, A., & Weinman, J. (1987). Memory bias in clinical anxiety. *Journal of Abnormal Psychology, 96*(2), 94-98.

Moradi, A. R., Herlihy, J., Yasseri, G., Shahraray, M., Turner, S., & Dalgleish, T. (2008). Specificity of episodic and semantic aspects of autobiographical memory in relation to symptoms of posttraumatic stress disorder (PTSD). *Acta Psychologica, 127*(3), 645-653.

Moradi, A. R., Taghavi, R., Neshat-Doost, H. T., Yule, W., & Dalgleish, T. (1999). Performance of children and adolescents with PTSD on the Stroop colour-naming task. *Psychological Medicine, 29*(2), 415-419.

Mordeno, I. G., Carpio, J. G. E., Nalipay, M. J. N., & Saavedra, R. L. J. (2017). PTSD's underlying dimensions in typhoon Haiyan survivors: Assessing DSM-5 symptomatology-based PTSD models and their relation to posttraumatic cognition. *Psychiatric Quarterly, 88*, 9-23.

Mordeno, I. G., Go, G. P., & Yangson-Serondo, A. (2017). Examining the dimensional structure models of secondary traumatic stress based on DSM-5 symptoms. *Asian Journal of Psychiatry, 25*, 154-160.

Mordeno, I. G., Nalipay, M. J. N., Sy, D. J. S., & Luzano, J. G. C. (2016). PTSD factor structure and relationship with self-construal among internally displaced persons. *Journal of Anxiety Disorders, 44*, 102-110.

Naim, R., Abend, R., Wald, I., Eldar. S., Levi, O., Fruchter, E., Ginat, K., Halpern, P., Sipos, M. L., Adler, A. B., Bliese, P. D., Quartana, P. J., Pine, D. S., & Bar-Haim, Y. (2015). Threat-related attention bias variability and posttraumatic stress. *American Journal of Psychiatry, 172*(12), 1242-1250.

Nawijn, L., van Zuiden, M., Frijling, J. L., Koch, S. B.J, Veltman, D. J., & Olff, M. (2015). Reward functioning in PTSD: A systematic review exploring the mechanisms underlying anhedonia. *Neuroscience and Biobehavioral Reviews, 51*, 189-204.

Nisbett, R. E., & Masuda, T. (2003). Culture and point of view. *Proceedings of the National Academy of Sciences of the United States of America, 100*, 11163-11170.

North, C. S., Kawasaki, A., Spitznagel, E. L., & Hong, B. A. (2004). The course of PTSD, major depression, substance abuse, and somatization after a natural disaster. *Journal of Nervous and Mental Disease, 192*(12), 823-829.

Olatunji, B. O., Cisler, J. M., & Tolin, D. F. (2007). Quality of life in the anxiety disorders: A meta-analytic review. *Clinical Psychology Review, 27*(5), 572-581.

Pacella, M. L., Hruska, B., & Delahanty, D. L. (2013). The physical health consequences of PTSD and PTSD symptoms: A meta-analytic review. *Journal of Anxiety Disorders, 27*(1), 33-46.

Pashler, H., Johnston, J. C., & Ruthruff, E. (2001). Attention and performance. *Annual Review of Psychology, 52*(1), 629-651.

Pearson, D., Donkin, C., Tran, S. C., Most, S. B., & Le Pelley, M. E. (2015). Cognitive control and counterproductive oculomotor capture by reward-related stimuli. *Visual Cognition, 23*(1/2), 41-66.

Pessoa. L., Kastner, S., & Ungerleider, L. G. (2002). Attentional control of the processing of neutral and emotional stimuli. *Cognitive Brain Research, 15*(1), 31-45.

Peters, E., Västfjäll, D., Gärling, T., & Slovic, P. (2006). Affect and decision making: A "hot" topic. *Journal of Behavioral Decision Making, 19*(2), 79-85.

Pickett, S. M., Bardeen, J. R., & Orcutt, H. K. (2011). Experiential avoidance as a moderator of the relationship between behavioral inhibition system sensitivity and post-traumatic stress symptoms. *Journal of anxiety disorders, 25,* 1038-1045.

Pietrzak, R. H., Averill, L. A., Abdallah, C. G., Neumeister, A., Krystal, J. H., Levy, I., & Harpaz-Rotem, I. (2015). Amygdala-hippocampal volume and the phenotypic heterogeneity of posttraumatic stress disorder: A cross-sectional study. *JAMA Psychiatry,72*(4), 396-398.

Pietrzak, R. H., Huang, Y., Corsi-Travali, S., Zheng, M. Q., Lin, S. F., Henry, S., Potenza, M. N., Piomelli, D., Carson, R. E., & Neumeister, A. (2014). Cannabinoid type 1 receptor availability in the amygdala mediates threat processing in trauma survivors. *Neuropsychopharmacology: Official Publication of the American College of Neuropsychopharmacology, 39*(11), 2519-2528.

Pine, D. S., Mogg, K., Bradley, B. P., Montgomery, L., Monk, C. S., Mcclure, E., & Kaufman, J. (2005). Attention bias to threat in maltreated children: Implications for vulnerability to stress-related psychopathology. *American Journal of Psychiatry, 162*(2), 291-296.

Pineles, S. L., Shipherd, J. C., Mostoufi, S. M., Abramovitz, S. M., & Yovel, I. (2009). Attentional biases in PTSD: More evidence for interference. *Behaviour Research & Therapy, 47*(12), 1050-1057.

Pineles, S. L., Shipherd, J. C., Welch, L. P., & Yovel, I. (2007). The role of attentional biases in PTSD: Is it interference or facilitation? *Behaviour Research & Therapy, 45*(8), 1903-1913.

Pitts, S. C., West, S. G., & Tein, J. Y. (1996). Longitudinal measurement models in evaluation research: Examining stability and change. *Evaluation and Program Planning, 19,* 333-350.

Posner, M. I., & Petersen, S. E. (1990). The attention system of the human brain. *Annual Review of Neuroscience, 13*(1), 25-42.

Posner, M. I., Inhoff, A. W., Friedrich, F. J., & Cohen, A. (1987). Isolating attentional systems: A cognitive-anatomical analysis. *Psychobiology, 15*(2), 107-121.

Posner, M. I., Snyder, C. R., & Davidson, B. J. (1980). Attention and the detection of signals. *Journal of Experimental Psychology General, 109*(2), 160-174.

Qiu, J., Li, H., Zhang, Q., Huang, L., Guo, Y., Tu, S., Wang, T., & Wei, D. T. (2009).

Electrophysiological evidence of personal experiences in the great Sichuan earthquake impacting on selective attention. *Science in China Series C: Life Sciences, 52*(7), 683-690.

Raftery, A. E. (1995). Bayesian model selection in social research. *Sociological Methodology, 25*, 111-163.

Rajsic, J., Perera, H., & Pratt, J. (2016). Learned value and object perception: Accelerated perception or biased decisions? *Attention Perception & Psychophysics, 79*(2), 603-613.

Rauch, S. L., Shin, L. M., Segal, E., Pitman, R. K., Carson, M. A., Mcmullin, K., Whalen, P. J., & Makris, N. (2003). Selectively reduced regional cortical volumes in Post-traumatic Stress Disorder. *Neuroreport, 14*(7), 913-916.

Roper, Z. J., Vecera, S. P., & Vaidya, J. G. (2014). Value-driven attentional capture in adolescence. *Psychological Science, 25*(11), 1987-1993.

Roussos, A., Goenjian, A. K., Steinberg, A. M., Sotiropoulou, C., Kakaki, M., Kabakos, C., …, Manouras, V. (2005). Posttraumatic stress and depressive reactions among children and adolescents after the 1999 earthquake in Ano Liosia, Greece. *American Journal of Psychiatry, 162*(3), 530-537.

Sali, A. W., Anderson, B. A., & Yantis, S. (2014). The role of reward prediction in the control of attention. *Journal of Experimental Psychology: Human Perception and Performance, 40*(4), 1654-1664.

Sali, A. W., Anderson, B. A., Yantis, S., Mostofsky, S. H., & Rosch, K. S. (2017). Reduced value-driven attentional capture among children with adhd compared to typically developing controls. *Journal of Abnormal Child Psychology, 46*(6), 1187-1200.

Sarapas, C., Weinberg, A., Langenecker, S. A., & Shankman, S. A. (2017). Relationships among attention networks and physiological responding to threat. *Brain and Cognition, 111*, 63-72.

Schafer, J. L., & Graham, J. W. (2002). Missing data: Our view of the state of the art. *Psychological Methods, 7*, 147-177.

Schnurr, P. P., Lunney, C. A., Bovin, M. J., & Marx, B. P. (2009). Posttraumatic stress disorder and quality of life: Extension of findings to veterans of the wars in Iraq and Afghanistan. *Clinical Psychology Review, 29*(8), 727-735.

Schoeman, R., Carey, P., & Seedat, S. (2009). Trauma and posttraumatic stress disorder in South African adolescents: A case-control study of cognitive deficits. *The Journal of Nervous and Mental Disease, 197*(4), 244-250.

Schwarz, G. (1978). Estimating the dimension of a model. *Annals of Statistics, 6*, 461-464.

Schwarz, N., & Clore, G. L. (1983). Mood, misattribution, and judgement of well-being: Informative and directive functions of affective states. *Journal of Personality & Social Psychology, 45*(3), 513-523.

Scrimin, S., Haynes, M., Altoè, G., Bornstein, M. H., & Axia, G. (2009). Anxiety and stress in mothers and fathers in the 24 h after their child's surgery. *Child: Care, Health and Development, 35*(2), 227-233.

Sears, C., Quigley, L., Fernandez, A., Newman, K., & Dobson, K. (2019). The reliability of attentional biases for emotional images measured using a free-viewing eye-tracking paradigm. *Behavior Research Methods, 51*(6), 2748-2760.

Seligowski, A. V., & Orcutt, H. K. (2016). Support for the 7-factor hybrid model of PTSD in a community sample. *Psychological Trauma: Theory, Research, Practice, and Policy, 8*, 218-221.

Sergerie, K., Chochol, C., & Armony, J. L. (2008). The role of the amygdala in emotional processing: A quantitative meta-analysis of functional neuroimaging studies. *Neuroscience and Biobehavioral Reviews, 32*(4), 811-830.

Serra, A., Chisari, C. G., & Matta, M. (2018). Eye Movement Abnormalities in Multiple Sclerosis: Pathogenesis, Modeling, and Treatment. *Frontiers in Neurology, 9*, 31.

Sha, L. Z., & Jiang, Y. V. (2016). Components of reward-driven attentional capture. *Attention, Perception, and Psychophysics, 78*, 403-414.

Sheppard, B., Chavira, D., Azzam, A., Grados, M. A., Umaña, P., Garrido, H., & Mathews, C. A. (2010). ADHD prevalence and association with hoarding behaviors in childhood-onset OCD. *Depression and Anxiety, 27*(7), 667-674.

Sheppes, G., Luria, R., Fukuda, K., & Gross, J. J. (2013). There's more to anxiety than meets the eye: Isolating threat-related attentional engagement and disengagement biases. *Emotion, 13*(3), 520-528.

Shin, L. M., Whalen, P. J., Pitman, R. K., Bush, G., Macklin, M. L., Lasko, N. B., Orr, S. P., McInerney, S. C., & Rauch, S. L. (2001). An fMRI study of anterior cingulate function in posttraumatic stress disorder. *Biological Psychiatry, 50*(12), 932-942.

Shin, L. M., Wright, C. I., Cannistraro, P. A., Wedig, M. M., Mcmullin, K., Martis, B.,... , Rauch, S. L. (2005). A functional magnetic resonance imaging study of amygdala and medial prefrontal cortex responses to overtly presented fearful faces in posttraumatic stress disorder. *Archives of General Psychiatry, 62*(3), 273-281.

Shucard, J. L., Mccabe, D. C., & Szymanski, H. (2008). An event-related potential study of attention deficits in posttraumatic stress disorder during auditory and visual Go/NoGo continuous performance tasks. *Biological Psychology, 79*(2), 223-233.

Simms, L. J., Watson, D., & Doebbeling, B. N. (2002). Confirmatory factor analyses of posttraumatic stress symptoms in deployed and nondeployed veterans of the Gulf War. *Journal of Abnormal Psychology, 111*, 637-647.

Skinner, I. W., Hübscher, M., Moseley, G. L., Lee, H., Wand, B. M., Traeger, A. C., Gustin, S. M., & McAuley, J. H. (2018). The reliability of eyetracking to assess attentional bias to threatening words in healthy individuals. *Behavior Research Methods, 50*(5), 1778-1792.

Smith, E. E., & Jonides, J. (1999). Storage and Executive Processes in the Frontal Lobes. *Science, 283*(5408), 1657-1661.

Smith, N. K., Cacioppo, J. T., Larsen, J. T., & Chartrand, T. L. (2003). May I have your attention, please: Electrocortical responses to positive and negative stimuli. *Neuropsychologia, 41*(2), 171-183.

Solomon, B., Decicco, J. M., & Dennis, T. A. (2012). Emotional picture processing in children: An ERP study. *Developmental Cognitive Neuroscience, 2*(1), 110-119.

Steuwe, C., Daniels, J. K., Frewen, P. A., Densmore, M., Pannasch, S., Beblo, T., Reiss, J., & Lanius, R. A. (2014). Effect of direct eye contact in PTSD related to interpersonal trauma: An fMRI study of activation of an innate alarm system. *Social Cognitive and Affective Neuroscience, 9,* 88-97.

Stormark, K. M., & Torkildsen, Ø. (2004). Selective processing of linguistic and pictorial food stimuli in females with anorexia and bulimia nervosa. *Eating Behaviors, 5*(1), 27-33.

Strauss, G. P., Allen, D. N., Jorgensen, M. L., & Cramer, S. L. (2005). Test-retest reliability of standard and emotional Stroop tasks: An investigation of color-word and picture-word versions. *Assessment, 12*(3), 330-337.

Streubel, B., & Kunzmann, U. (2011). Age differences in emotional reactions: Arousal and age-relevance count. *Psychology & Aging, 26*(4), 966-978.

Stroop, J. R. (1935). Studies of interference in serial verbal reactions. *Journal of Experimental Psychology, 18*(6), 643-662.

Su, L., Huang, X. Q., Chen, L., & Gong, Q. Y. (2009). High-field MRI reveals an acute impact on brain function in survivors of the magnitude 8.0 earthquake in China. *Proceedings of the National Academy of Sciences of the United States of America, 106*(36), 15412-15417.

Swick, D., & Ashley, V. (2017). Enhanced attentional bias variability in post-traumatic stress disorder and its relationship to more general impairments in cognitive control. *Scientific Reports, 7*(1), 14559.

Szabó, M. (2010). The short version of the Depression Anxiety Stress Scales (DASS-21): Factor structure in a young adolescent sample. *Journal of Adolescence, 33,* 1-8.

Taghavi, M. R., Neshat-Doost, H. T., Moradi, A. R., Yule, W., & Dalgleish, T. (1999). Biases in visual attention in children and adolescents with clinical anxiety and mixed anxiety-depression. *Journal of Abnormal Child Psychology, 27*(3), 215-223.

Tamir, M., & Robinson, M. D. (2007). The happy spotlight: Positive mood and selective attention to rewarding information. *Personality & Social Psychology Bulletin, 33*(8), 1124-1136.

Theeuwes, J. (1991). Cross-dimensional perceptual selectivity. *Perception & Psychophysics, 50,* 184-193.

Theeuwes, J. (1992). Perceptual selectivity for color and form. *Perception & Psychophysics, 51,* 599-606.

Theeuwes, J. (2010). Top-down and bottom-up control of visual selection. *Acta Psychologica, 135*(2), 77-99.

Theeuwes, J., & Belopolsky, A. V. (2012). Reward grabs the eye: Oculomotor capture by rewarding stimuli. *Vision Research, 74,* 80-85.

Thienkrua, W., Cardozo, B. L., Chakkraband, M. L. S., Guadamuz, T. E., Pengjuntr, W., Tantipiwatanaskul, P., Thienkrua, W., Cardozo, B. L., & Varangrat A. (2006). Symptoms of posttraumatic stress disorder and depression among children in tsunami-affected areas in southern Thailand. *Journal of the American Medical Association, 296*(5), 549-559.

Thomas, C. L., Goegan, L. D., Newman, K. R., Arndt, J. E., & Sears, C. R. (2013). Attention to threat images in individuals with clinical and subthreshold symptoms of post-traumatic stress disorder. *Journal of Anxiety Disorders, 27*(5), 447-455.

Thomas, K. M., Drevets, W. C., Whalen, P. J., Eccard, C. H., Dahl, R. E., Ryan, N. D, & Casey, B. J. (2001). Amygdala response to facial expressions in children and adults. *Biological Psychiatry, 49*(4), 309-316.

Thrasher, S. M., Dalgleish, T., & Yule, W. (1994). Information processing in post-traumatic stress disorder. *Behaviour Research & Therapy, 32*(2), 247-254.

Tone, E. B., Monk, C. S., Nelson, E. E., & Parrish, J. (2007). Abnormal attention modulation of fear circuit function in pediatric generalized anxiety disorder. *Archives of General Psychiatry, 64*(1), 97-106.

Treadway, M. T., & Zald, D. H. (2013). Parsing anhedonia: Translational models of reward-processing deficits in psychopathology. *Current Directions in Psychological Science, 22*(3), 244-249.

Tresch, M., & Scholl, M. H. (1993). Schema transformation without database reorganization. *ACM SIGMOD Record, 22*(1), 21-27.

Tsai, J., Harpaz-Rotem, I., Armour, C., Southwick, S. M., Krystal, J. H., & Pietrzak, R. H. (2015). Dimensional structure of DSM-5 posttraumatic stress disorder symptoms: Results from the national health and resilience in veterans study. *Journal of Clinical Psychiatry, 76*, 546-553.

Van Bockstaele. B., Verschuere, B., Tibboel, H., de Houwer. J., Crombez, G., & Koster, E. H. W. (2014). A review of current evidence for the causal impact of attentional bias on fear and anxiety. *Psychological Bulletin, 140*(3), 682-721.

Van Damme. S., Crombez, G., & Notebaert, L. (2008). Attentional bias to threat: A perceptual accuracy approach. *Emotion, 8*(6), 820-827.

Van Legrain, D. S. V., Vogt, J., & Crombez, G. (2010). Keeping pain in mind: A motivational account of attention to pain. *Neuroscience & Biobehavioral Reviews, 34*(2), 204-213.

Vasterling, J. J., Brailey, K., Constans, J. I., & Sutker, P. B. (1998). Attention and memory dysfunction in posttraumatic stress disorder. *Neuropsychology, 12*(1), 125-133.

Veltmeyer, M. D., Clark, C. R., McFarlane, A. C., Moores, K. A., Bryant, R. A., & Gordon, E. (2009). Working memory function in post-traumatic stress disorder: An event-related potential study. *Clinical neurophysiology: Official journal of the International Federation of Clinical Neurophysiology, 120*(6), 1096-1106.

Vitousek, K. B., & Hollon, S. D. (1990). The investigation of schematic content and processing in eating disorders. *Cognitive Therapy and Research, 14*(2), 191-214.

Wald, I., Lubin, G., Holoshitz, Y., Muller, D., Fruchter, E., Pine, D. S., Charney, D. S, & Bar-Haim, Y. (2011). Battlefield-like stress following simulated combat and suppression of attention bias to threat. *Psychological Medicine, 41*(4), 699-707.

Wang, K., Shi, H. S., Geng, F. L., Zou, L. Q., Tan, S. P., Wang, Y., Neumann, D. L., Shum, D. H., & Chan, R. C. (2016). Cross-cultural validation of the Depression Anxiety Stress Scale-21 in China. *Psychological Assessment, 28*(5), e88-e100.

Wang, L. H., Yu, H. B., & Zhou, X. L. (2013a). Interaction between value and perceptual salience in value-driven attentional capture. *Journal of Vision, 13*(3), 1-13.

Wang, L., Cao, C. Q., Wang, R. C., Zhang, J. X., & Li, Z. Q. (2012). The dimensionality of PTSD symptoms and their relationship to health-related quality of life in Chinese earthquake survivors. *Journal of Anxiety Disorders, 26*(7), 711-718.

Wang, L., Cao, X., Cao, C. Q., Fang, R. J., Yang, H. B., & Elhai, J. D. (2017). Factor structure of DSM-5 PTSD symptoms in trauma-exposed adolescents Examining stability across time. *Journal of Anxiety Disorders, 52*, 88-94.

Wang, L., Duan, Y. Y., Theeuwes, J., & Zhou, X. L. (2014). Reward breaks through the inhibitory region around attentional focus. *Journal of Vision, 14*(12), 1-7.

Wang, L., Zhang, J. X., Zhou, M. J., Shi, Z. B., & Liu, P. (2010). Symptoms of posttraumatic stress disorder among health care workers in earthquake-affected areas in southwest China. *Psychological Reports, 106*(2), 555-561.

Wang, L., Zhang, L., Armour, C., Cao, C., Qing, Y., Zhang, J., Liu, P., Zhang, B., Wu, Q., Zhao, Z., & Fan, G. (2015). Assessing the underlying dimensionality of DSM-5 PTSD symptoms in Chinese adolescents surviving the 2008 Wenchuan earthquake. *Journal of Anxiety Disorders, 31*, 90-97.

Wang, Q., DiNicola, L., Heymann, P., Hampson, M., & Chawarska, K. (2018). Impaired value learning for faces in preschoolers with Autism Spectrum Disorder. *Journal of the American Academy of Child and Adolescent Psychiatry, 57*(1), 33-40.

Wang, R. C., Wang, L., Li, Z. Q., Cao, C. Q., Shi, Z. B., & Zhang, J. X. (2013b). Latent structure of posttraumatic stress disorder symptoms in an adolescent sample one month after an earthquake. *Journal of Adolescence, 36*, 717-725.

Waters, A. M., Lipp, O. V., & Spence, S. H. (2004). Attentional bias toward fear-related stimuli: An investigation with nonselected children and adults and children with anxiety disorders. *Journal of Experimental Child Psychology, 89*(4),320-337.

Watson, D. (2000). *Mood and Temperament.* New York: Guilford Press.

Watson, D. (2009). Differentiating the mood and anxiety disorders: A quadripartite model. *Annual Review of Clinical Psychology, 5*, 221-247.

Watson, D., Clark, L. A., & Stasik, S. M. (2011). Emotions and the emotional disorders: A quantitative hierarchical perspective. *International Journal of Clinical and Health Psychology, 11*(3), 429-442.

Weathers, F. W., Litz, B. T., Keane, T. M., Palmieri, P. A., Marx, B. P., & Schnurr, P. P. (2013). *The PTSD Checklist for DSM-5* (*PCL-5*). Scale available from the National Center for PTSD website.

Wei, D., Qiu, J., Tu, S., Tian, F., Su, Y., & Luo, Y. (2010). Earthquake experience interference effects in a modified Stroop task: An ERP study. *Neuroscience Letters, 474*(3), 121-125.

Weierich, M. R., Treat, T. A., & Hollingworth, A. (2008). Theories and measurement of visual attentional processing in anxiety. *Cognition and Emotion, 22*(6), 985-1018.

Wentura, D., Rothermund, K., & Bak, P. (2000). Automatic vigilance: The attention-grbbing power of approach- and avoidance-related social information. *Journal of Personality and Social Psychology, 78*(6), 1024-1037.

Wessa, M., Karl, A., & Flor, H. (2005). Central and peripheral psychophysiological responses to trauma-related cues in subclinical posttraumatic stress disorder: A pilot study. *Experimental Brain Research, 167*(1), 56-65.

Wilkins, K. C., Lang, A. J., & Norman, S. B. (2011). Synthesis of the psychometric properties of the PTSD checklist (PCL)military, civilian, and specific versions. *Depression and Anxiety, 28*, 596-606.

Williams, J. M. G., Mathews, A., & MacLeod, C. (1996). The emotional Stroop task and psychopathology. *Psychological Bulletin, 120*(1), 3-24.

Williams, J. M. G., Watts, F. N., Macleod, C., & Mathews, A. (1997a). Cognitive psychology and emotional disorders. *Journal of Behavior Therapy & Experimental Psychiatry, 29*(1), 99-100.

Williams, J. M. G., Watts, F. N., MacLeod, C., & Mathews, A. (1997b). *Cognitive Psychology and the Emotional Disorders* (2nd ed.). New York: Wiley.

Williams, L. M., Kemp, A. H., Kim, F., Matthew, B., Gloria, O., Anthony, P., Gordon, E., & Bryant, R. (2006). Trauma modulates amygdala and medial prefrontal responses to consciously attended fear. *NeuroImage, 29*(2), 347-357.

Wilson, E., & MacLeod, C. (2003). Contrasting two accounts of anxiety-linked attentional bias: Selective attention to varying levels of stimulus threat intensity. *Journal of Abnormal Psychology, 112*(2), 212-218.

Wingenfeld, K., Mensebach, C., Rullkoetter, N., Schlosser, N., Schaffrath, C., Woermann, F. G., et al. (2009). Attentional bias to personally relevant words in borderline personality disorder is strongly related to comorbid posttraumatic stress disorder. *Journal of Personality Disorders, 23*(2), 141-155.

Wirth, R. J., & Edwards, M. C. (2007). Item factor analysis: Current approaches and future directions. *Psychological Methods, 12*, 58-79.

Woodward, S. H., Kaloupek, D. G., Streeter, C. C., Martinez, C., Schaer, M., & Eliez, S. (2006). Decreased anterior cingulate volume in combat-related PTSD. *Biological Psychiatry, 59*(7), 582-587.

Wortmann, J. H., Jordan, A. H., Weathers, F. W., Resick, P. A., Dondanville, K. A., Hall-Clark, B.,

Foa, E. B., Young-McCaughan, S., Yarvis, J. S., Hembree, E. A., Mintz, J., Peterson, A. L., & Litz, B. T. (2016). Psychometric analysis of the PTSD Checklist-5 (PCL-5) among treatment-seeking military service members. *Psychological Assessment, 28*(11), 1392-1403.

Yamasue, H., Kasai, K., Iwanami, A., Ohtani, T., Yamada, H., Abe, O., et al. (2003). Voxel-based analysis of MRI reveals anterior cingulate gray-matter volume reduction in posttraumatic stress disorder due to terrorism. *Proceedings of the National Academy of Sciences of the United States of America, 100*(15), 9039-9043.

Yang, H. B., Wang, L., Cao, C. Q., Cao, X., Fang, R. J., Zhang, J. X., & Elhai, J. D. (2017). The underlying dimensions of DSM 5 PTSD symptoms and their relations with anxiety and depression in a sample of adolescents exposed to an explosion. *European Jouranl of Psychotraumatology, 8*(1), 1272789.

Yang, R., Xiang, Y. T., Shuai, L., Qian, Y., Lai, K. Y. C., Ungvari, G. S., & Chiu, H. F. K. (2014). Executive function in children and adolescents with posttraumatic stress disorder 4 and 12 months after the Sichuan earthquake in China. *Journal of Child Psychology and Psychiatry, 55*(1), 31-38.

Yiend, J. (2010). The effects of emotion on attention: A review of attentional processing of emotional information. *Cognition & Emotion, 24*(1), 3-47.

Yiend, J., & Mathews, A. (2001). Anxiety and attention to threatening pictures. *The Quarterly Journal of Experimental Psychology Section A, 54*(3), 665-681.

Yun, X. Y., Li, W., Qiu, J., Jou, J., Wei, D. T., Tu, S., & Zhang, Q. L. (2011). Neural mechanisms of subliminal priming for traumatic episodic memory: An ERP study. *Neuroscience Letters, 498*(1), 10-14.

Yuval, K., Zvielli, A., & Bernstein, A. (2016). Attentional bias dynamics and posttraumatic stress in survivors of violent conflict and atrocities. *Clinical Psychological Science, 5*(1), 64-73.

Zelazo, P. D., & Müller, U. (2002). Executive function in typical and atypical development. In U. Goswami (Ed.), *The Wiley-Blackwell Handbook of Childhood Cognitive Development* (pp. 574-603). Malden: Wiley-Blackwell.

Zhang, Y., Kong, F. C., Han, L., Hasan, A. N. U., & Chen, H. (2014). Attention bias in earthquake-exposed survivors: An event-related potential study. *International Journal of Psychophysiology, 94*(3), 358-364.